病態理解で現場力アップ！

確実に伝わる
モニター心電図
報告ガイド

著
髙林健介・大上眞理子

三輪書店

はじめに

　本書を手にとっていただき、チラッと開いていただいているということは、**モニター心電図の理解がパーフェクトで医師への報告も怖いものなし！** といった方ではないでしょう。

　モニター心電図の理解と報告は循環器疾患の患者さんだけでなく、手術後や内科で状態が悪い患者さんにも適応されていることが多く、**すべての病棟スタッフが対応**します。多くのモニター心電図を解説する本があり、循環器内科医が読んでもなるほど、わかりやすい！ と感じるものが多いです。筆者がレクチャーを行うと、必ず最後には「**どんなときに、どう報告したらいいですか？**」「**これは報告すべきですか？**」といった質問をいただきます。医師指示にはあるけど、深夜で様子をみてもよさそうなときまで報告をして医師にムスッとされると、報告した側もされる側もいい思いを1つもしない……という経験をしたことは一度だけではないでしょう。

　ただちに報告すべきモニター心電図波形である！ というのはごく一部です。**患者さんの状態や症状に応じて、時と場合と空気をよんでベテランスタッフは報告します**。報告する医師の性格まで把握して、報告方法を変えているスタッフも多いでしょう。

　この本は、**医師が報告を受けるときにどのようなポイントを重要視している**か、その**背景にどのような病態（不整脈や病気の成り立ち）があるのかをイラスト中心にできる限りわかりやすく解説**しています。すべてのイラスト原案を手がけているのもなんと循環器内科医です。完ぺきではなくても少しでも似たような経験に対応できるように工夫しています。

　いままでありそうでなかった、**"こんな報告ができたらいい"を詰め込んでいます**。症例をベースにたくさん練習をしていただき、日常臨床で試行錯誤を繰り返しながら、「この人の報告なら間違いない！」と信頼されるスタッフが一人でも多くなることを祈っています。

2025年1月吉日
髙林 健介

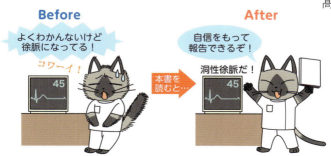

contents

はじめに …………………………………………………… iii
登場人物 …………………………………………………… vi

1 この本を使いこなすために ………………… 1

1. 報告の基本〜連絡と相談まで ……………………… 2
2. 報告や相談を行う前に ……………………………… 3
3. 報告の方法 …………………………………………… 4
4. モニター心電図の特徴 ……………………………… 6
5. 心電図のしくみ ……………………………………… 6

2 実践！ 速い脈での報告 ………………… 9

2-1 新規心房細動の報告 ……………………………… 10
2-2 心不全を合併した心房細動の報告 ……………… 18
2-3 心房細動から洞調律復帰の報告 ………………… 26
2-4 心房粗動の報告 …………………………………… 35
2-5 洞性頻脈の報告 …………………………………… 43
2-6 発作性上室性頻拍の報告 ………………………… 49

3 実践！ 心室からの速い脈での報告 ……… 57

3-1 心室細動の報告 …………………………………… 58
3-2 心室頻拍の報告 …………………………………… 68
3-3 心室性期外収縮の報告 …………………………… 78
3-4 特殊で危険な期外収縮の報告！ ………………… 85

4 実践！ 遅い脈での報告 95

- **4-1** 洞不全症候群の報告 96
- **4-2** 徐脈頻脈症候群の報告 104
- **4-3** 房室ブロックの報告 111
- **4-4** 完全房室ブロックの報告 118
- **4-5** ペースメーカー波形がわかりません！ 128

5 実践！ ST 変化での報告 137

- **5-1** ST変化の報告 138

6 知っておくと便利な知識 149

1. モニター心電図の電極位置 150
2. 安定したモニター心電図波形を
   記録するために 151
3. 抗不整脈薬 153
4. β ブロッカーについて 155
5. 抗凝固薬と抗血栓薬 156

索引 159

登場人物
症例検討の前に登場人物を紹介しておきます。

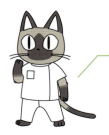

新人看護師
オシャムくん

循環器病棟の新人看護師2年目。仕事には慣れてきてモニター心電図の波形は一通り勉強したけど、まだまだ苦手意識がある。医師への報告は積極的にできる。

先輩看護師
森さん

循環器病棟の副主任17年目。いままでに大変なこともたくさん経験してきている頼れる看護師。自分でやってしまうほうがスムーズだが、新人看護師の成長をいつも願っている。

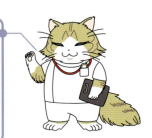

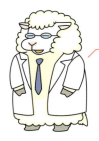

病棟医師
ヒツジ先生

15年目の循環器内科医師。どちらかといえば、楽観的な性格で夜には弱くてヒツジを数えながらであれば、すぐに眠れてしまう。知識と経験はバッチリで循環器内科医には珍しくおっとりしている。

部長医師
ヤギ先生

25年目の循環器内科部長。病棟業務にはあまり関わることはないが、いつも全体を見渡しながら、医師とコメディカルスタッフとのバランスをとってくれている。必要なところで的確なアドバイスを伝えてくれる。

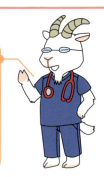

1章

この本を使いこなすために

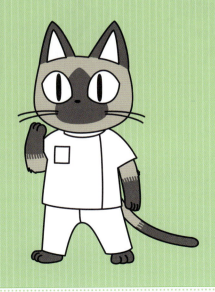

1. この本を使いこなすために

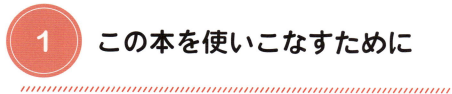

1. 報告の基本〜連絡と相談まで

　社会人において**「ほう・れん・そう」が大事**であることは間違いありません。報告・連絡・相談であり、モニター心電図の報告においても、「報告」「連絡」を通じて、**最後の「相談」まで行う必要があります。**

　例えば、ある場面で、

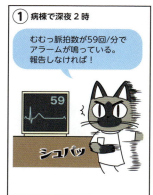
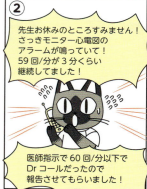
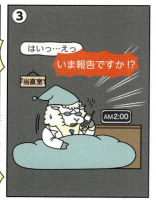

　極端な例ですが、患者さんを含めて深夜2時に誰も得をしない報告ですよね。報告と連絡だけなら、アラーム機能と同じで機器でもできます。電話でも病棟で直接でも、医療者同士でコミュニケーションをとるのであれば、機器以上のことが必要です。最終的には**報告と連絡をして、何を医師に判断してほしいのか相談できるところ**までを考えましょう。相談の結果、経過観察の指示や危なくなりそうな情報の事前共有だけでもいいですし、何か投薬や治療が必要という可能性もあります。

1．この本を使いこなすために

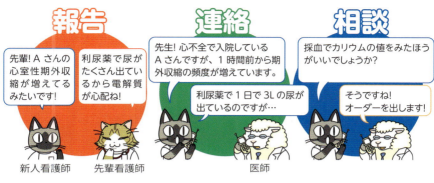

2．報告や相談を行う前に

　ほう・れん・そう（報・連・相）には必ず相手が必要です。その相手は医師であることが多いですが、同僚や先輩に行うこともあるでしょう。その際にどのようなことに気をつければいいでしょうか？

　答えは1つで、**相手の立場からみて、ほしい情報を報告する**ことが最重要です。

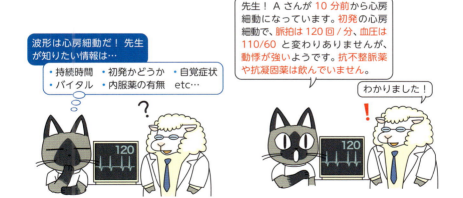

　ただし、**報告する人と報告される人が同じ経験や立場であることはまずありません**。よりよい報告を行うためには、モニター心電図の波形で「心房細動」や「房室ブロック」と判読するだけでなく、**背景にどのような状態があるのか、緊急性があるのかどうか、また、どのような治療法や対応法があるのか**を多少

理解する必要があります。

　実践形式として、はじめは**少し頼りない報告**が、どのようなことを**ポイントとして報告すれば良くなるのか**をみていただいた後に、そのモニター心電図を報告するのに**必要な病態の知識もわかりやすくイラストで解説**しています。すべて理解する必要もないですし、ましてや覚える必要もありません。まずはなんとなく理解してもらい、そのモニター心電図に出会ったときにもう一度みてみることや、興味が出ればさらに詳しく調べてみてください。

　報告から相談を行い、自分の思っている返事がくればもはやベテランですね！

● **本書の読み方**

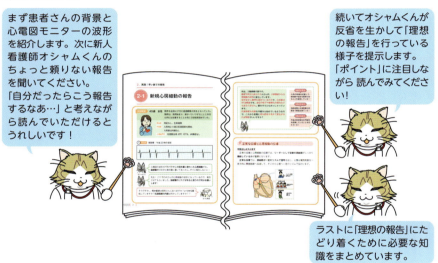

3．報告の方法

　はじめはどのような報告がいいかわからないのも当たり前です。

　ここでは、実践の報告に入る前に一呼吸おいてどのようなまとめ方がよいのかをみてみましょう。

【ISBARC・SBAR】

　ISBARCは「アイエスバーシー」とよばれており、報告の方法の頭文字を当てています。少し頭文字が多く感じてしまうかもしれませんが、何度も意識して繰り返していると、**無意識にでも必要な情報を的確に報告できる**ようになります。

4

1．この本を使いこなすために

I (Identify：同定) 自分が誰で、どの患者さんのことを報告しようとしているのか	2階病棟看護師の森です。当直のヒツジ先生ですか？ 201号室に入院している○○さんの報告をさせていただきます。
S (Situation：状況) 患者さんがどのような状況なのか、緊急性があるのか、モニター心電図の状況	呼吸困難を30分前から訴えており、モニター心電図で心房細動波形の140回/分の頻脈を認めていて、SpO_2も91%まで下がってきています
B (Background：背景) 入院の病名、これまでの経過やバイタル、内服や点滴の状況、既往歴	2日前に心房細動の頻脈から心不全で入院されました。夕方までは酸素投与なしで、脈拍も洞調律の60回/分で症状も安定していました。
A (Assessment：評価) 自分自身(報告者)での評価	低心機能の患者さんで来院時も頻脈性心房細動であったので、心不全の悪化かもしれません。
R (Recommendation：提案) 医師への依頼や提案	酸素投与を開始しながら、ルートを確保しておこうと思います。必要があれば投薬の指示か病棟へ来ていただいてもよろしいですか？
C (Confirm：確認) 口頭指示や対応の復唱確認	酸素投与とフロセミドの静注ですね。病棟にも来ていただけるとのことでありがとうございます。201号室になります。

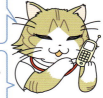

流れるように行えば30秒ほどで行えるようになります。

状況によっては、急変時には5秒の報告で一刻も早く来てもらえるように緊急性のキーワードだけを伝えるのも重要ですし、ごく簡単に経過観察の確認としての伝え方もテクニックの1つになりますが、**ISBARCで報告の流れを頭の中で作ってみましょう。**

> 以前はSBAR（状況・背景・評価・提案）のみでしたが、お互いの認識や確認はコミュニケーションをとるうえでは重要であり、前にI（同定）と後にC（確認）が加えられるようになりました。

4．モニター心電図の特徴

　モニター心電図は、主に**胸の前（前胸部）に3つの電極を付けるだけで24時間記録**ができます。12誘導心電図より情報は少ないですが、それでもモニター心電図は患者さんの状態変化にいち早く気づくことが可能であり、**振り返り（記録）の機能もある**ことから適切な診断に結びつけることが可能な機器です。

　12誘導心電図は、読めなくても許されるかもしれませんが、モニター心電図は**循環器疾患の患者さんだけでなく**、**手術後や内科で状態が悪い患者さんにも適応**されていることが多く、循環器病棟だけでなく**すべての病棟スタッフが対応する必要があります**。効果的に利用するために、メリットとデメリット（限界）を認識しておく必要があります。

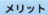
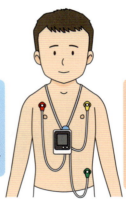

メリット
- ☑ 24時間モニタリングできる
- ☑ 患者さんの負担が少ない
- ☑ 安静時以外も観察可能
- ☑ 不整脈や心筋虚血の診断が可能
- ☑ 酸素モニターを含めてバイタルを観察できる

デメリット
- ☑ 1つの誘導（側面）のみの観察となる
- ☑ 電波の届く範囲でしか使用できない
- ☑ 体動によるノイズ（アーチファクト）を認めることがある
- ☑ コードや送信機が必要

5．心電図のしくみ

　さっそく、症例へ向かいたいところですが、ここでは、心電図の仕組みだけ復習をしておきましょう。

　心電図は主に**3つの波形で心臓の動きが記録**されます。

1．心房の収縮（P波）
2．心房と心室の間の中継地点（房室結節）を通り、心室の収縮（QRS波）
3．心室収縮後の電気的回復（T波）

電気的な伝わりで、正常な心電図の波形は以下のようになります。

1．この本を使いこなすために

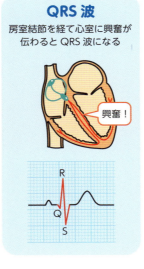
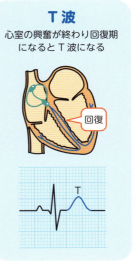

　電気的に何も変化がないところが、**基線**です。この基線から、電気的に**興奮が向かってくるときに基線より上向きに波が記録**（P波とQRS波）されます。興奮の大きさによって波の高さも変わるので、**心筋の少ない（薄い）心房の興奮では小さく、心筋の多い（厚い）心室の興奮では大きく**なります。

> 興奮は基本的には、頭側から足側（上から下）と背側から腹側（後ろから前）に伝わるので、モニター心電図では基本的には上向きの波形が出る意識をしてもらえればOKよ。

　まだまだ伝えていないこともたくさんありますが、さっそく症例をみていきましょう。
　自信がある項目や気になる項目から読み進めていただいてかまいません。
　新人看護師オシャムくんと一緒に頑張っていきましょう！

7

2章

実践！
速い脈での報告

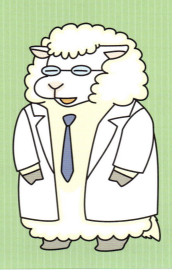

2. 実践！ 速い脈での報告

2-1 新規心房細動の報告

症例提示 43歳 女性 動悸を主訴に夕方に経過観察入院となっていた。動悸は突然始まり、脈がバラバラすることと半日以内には改善することを月に2回程度認めていた。

既往歴 特記なし、生来健康
内服歴 入院時より経口抗凝固薬を開始、入院前は内服なし
心機能所見 左室駆出率（EF）67％、弁膜症なし

時間帯 夜勤帯・午後23時の波形

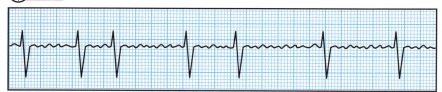

オシャムくん
心電図の波形が**バラバラでこの前先輩に教わった心房細動**だな。**脳梗塞のリスク**と教科書に書いてあったし、すぐに報告しないと！

先生！ 211号室のAさんが心房細動の波形になっているので、報告させてもらいました。**脳梗塞のリスクがあると思うので何かお願いします！**

そうですか、、、**何か症状**は患者さんにありますか？ **いつから変化**していますか？ **抗凝固薬の内服**は何かされていますか？？

ヒツジ先生

10

2．実践！ 速い脈での報告

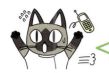

……すいません！ すぐに聞いてきます。

15分後

少しだけ動悸があるとのことです。2時間前から変化していて、抗凝固薬は内服していました。

それでは、**少しの動悸だけなら経過観察**としていてください。
（できれば一度で報告を済ましてほしいなぁ）

3時間後の深夜2時

Aさんがまだ眠れていないみたい。**動悸も少し強くなって不安が強くなっているようだけど、さっき経過観察ともいわれているし先生にも再報告しにくいな…**。

● **ヤギ先生から一言**

把握しておくべきポイントが不確かで、報告が2回になってしまいましたね。**心房細動は日常臨床でよく出会う頻脈も徐脈も認める不整脈です。**

洞調律から変わる発作性と**普段から認めている持続性**で対応も異なります。**軽い動悸のみの症状であればあえて様子をみる場合もあります**。再報告をしやすくするような報告も必要だったかもしれません。先輩ナースと相談後の報告の内容をみてみましょう。

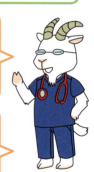

ヤギ先生

🔖 理想の報告

森さん

動悸の症状で入院したAさんが**心房細動に2時間前からなっているね**。訪室してみても**軽い動悸だけ**だし、血圧も酸素化も問題なさそう。心不全や脳梗塞の既往もなくて、そういえば**抗凝固薬も飲んでいた**な。まぁ、すぐに報告しなくてもいいかもしれないけれど、**夜遅くなる前に一報**だけしておきましょうね。

11

先生、2階病棟のNsです。
動悸で昨日入院されたAさん[1]が、**2時間前から心房細動の波形**に変化しています。
症状は少し動悸を認めているのみで、**心拍数は80回前後**です。
血圧の低下や酸素化の悪化などもみられません[1]。いまは眠れそうともおっしゃっています。
抗凝固薬も内服を今朝から始めている[2]ようなので、これから夜間に**何か症状を含めて変化があれば報告**[3]でいいですか？

ポイント1
入院の契機を把握して、脈拍数や症状も軽微であることを報告している！

ポイント2
持続時間と抗凝固薬の内服まで報告ができている！

ポイント3
今後の症状変化の可能性を認識していることを伝えている！

報告ありがとう。**症状も軽いし、抗凝固薬も内服しているならその対応で大丈夫**だね。念のための報告でも、状態を把握してみてくれているから安心だよ。

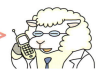

● ヤギ先生から一言

要点を得た報告ですね。まずは**患者さんの背景をある程度把握**しておきながら、**脈拍数や血圧などおおまかでもいいので具体的な数値で伝える**とわかりやすいです。

症状に関しても強さを含めてさまざまであり、**睡眠や生活に支障が出るかなども重要**で医師の指示対応が変わってきます。
ここでは、先輩ナースが理解している心房細動の成り立ちやその特徴について教えましょう。

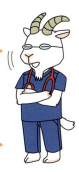

病態解説

正常な伝導と心房細動の伝導

　正常の伝導と心房細動の伝導では、**リーダーとして役割の洞結節**がしっかり**機能しているか**が重要になります。**正常な伝導**では、**洞結節が一定のリズムで信号**を出し、心房は電気刺激を一定方向に房室結節へ伝達して、そこから心室へ一定のリズムで伝わります。

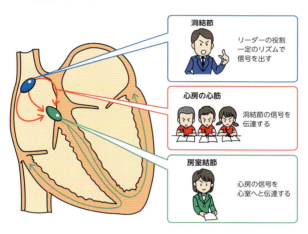

　心房細動では洞結節が休んでしまっていたり、洞結節の信号よりも速いバラバラの興奮が心房内で発生していたりすることで生じます。速くてバラバラの興奮は、その**興奮のすべてが伝わると大変なことになる**ので、**房室結節によってある程度は制御**してくれています。

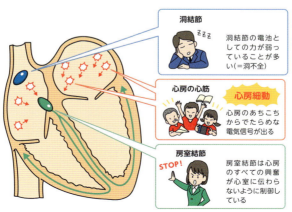

洞調律と心房細動の波形の違い

洞調律の波形は、洞結節の興奮から心房内に伝わり**P波が規則的**に出ることと、房室結節ではその**興奮をすべて伝えてQRS波**になります。**洞結節が規則的に刺激を出すため**、**QRS波も規則的な波形（規則的なRR間隔）**を認めることになります。

●洞調律の波形

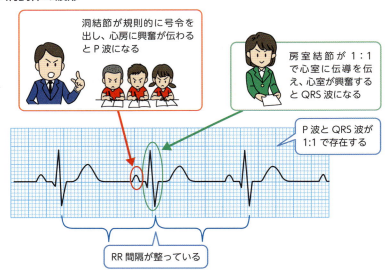

心房細動の波形は、バラバラの心房の興奮が**基線にも揺れとしてあらわれて規則的なP波は認めません**。非常に速い興奮なので**房室結節が伝導を抑えます**が、規則的に抑えることができるわけではないので、**不規則（ランダム）なQRS波（不規則なRR間隔）**を認めます。

2. 実践！ 速い脈での報告

● 心房細動の波形

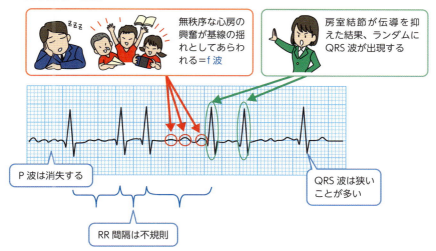

心房細動の持続時間による分類

　心房細動は、特に病棟でのモニターで対応の頻度の高い不整脈です。**大きく2つに分類**することが可能で以下の2つに分かれます。

　1．普段は洞調律で突然変化する　➡**発作性心房細動**（**PAF**：パフとよばれることが多い）

　2．普段から心房細動波形である　➡**持続性/永続性心房細動**（**SAF**）

　どちらに関しても、**無症状や動悸のみの症状では慌てて対応する必要性は低い**です。経過報告だけになることも多いので落ち着いて報告をしましょう。発作性心房細動、持続性心房細動、永続性心房細動の3分類が臨床上でよく使用される分類ですが、**大きく発作性心房細動（PAF）とそれ以外、持続性・永続性心房細動（SAF）の理解でOK**です。

15

● 心房細動の持続時間による分類

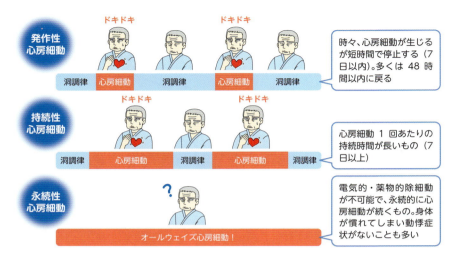

心房細動の症状

　発作性心房細動では、普段とリズムも速さも違うことが多いので、**動悸や胸部不快感（胸痛）を認める**人もいます。**永続性心房細動**では、普段から共存しているので**動悸症状もない（無症状）**ことが多いです。

　軽度の動悸や無症状であれば経過観察でよいことがほとんどです。**症状が強いときや発症してすぐのときには投薬や処置で対応する**こともあります。

　投薬での対応が、必要な場合に関しては次の症例実践で理解していきましょう。

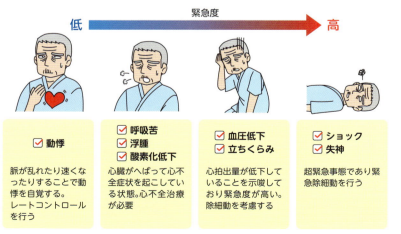

心房細動で気をつける2つのポイント

心房細動が起こることで**すぐに生命の危機につながることはほとんどありません**。

心房細動で特に対応しなくてはいけないのが以下の2点です。

1. 脳梗塞の予防
2. 心不全増悪の予防

一般的には**48時間以上持続することで脳梗塞のリスクが上がる**といわれています。まずはこの2つのリスクを理解しながら観察や報告をしていく必要があります。

● 心房細動の合併症

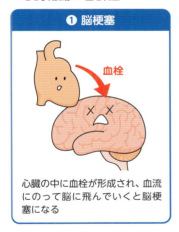

❶ 脳梗塞

心臓の中に血栓が形成され、血流にのって脳に飛んでいくと脳梗塞になる

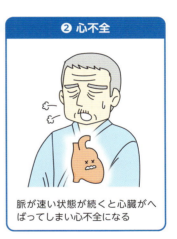

❷ 心不全

脈が速い状態が続くと心臓がへばってしまい心不全になる

2. 実践！ 速い脈での報告

2-2 心不全を合併した心房細動の報告

症例提示 **78歳 男性** 心筋梗塞と弁膜症の既往歴があり、増加する動悸と息切れを主訴に2日前に入院となった。入院後には、利尿薬の投与と酸素の投与にて安定し洞調律で経過していた。

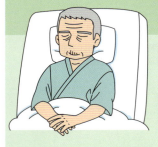

既往歴 陳旧性心筋梗塞、僧帽弁閉鎖不全症、高血圧症、糖尿病、発作性心房細動

内服歴 経口利尿薬（フロセミド）、降圧薬、抗凝固薬、βブロッカー、経口糖尿病薬

心機能所見 左室駆出率（EF）20％、中等度の僧帽弁逆流症あり

時間帯 夜勤帯・深夜2時の波形

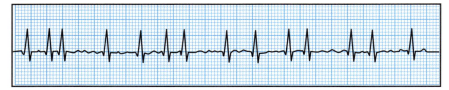

Bさんのモニター心電図が速くてアラームが鳴ってるな。**脈拍は130回/分くらいか。症状は少しドキドキするくらいで**、血圧も**100mmHgで安定しているけど、医師指示が脈拍120回/分以上で範囲外だから報告しておこう。**

先生、夜分に失礼します。Bさんですが、130回/分の頻脈になっていますが、血圧は100mmHgで動悸の症状だけです。医師指示にて脈拍120回/分以上でDrコールなので報告しました。

2. 実践！ 速い脈での報告

はい、、(うーん、いま、夜2時なんだけど、、頻脈でも血圧は保たれていて動悸のみなら様子見でいいよね)。**とりあえず、経過観察**しておいて。

4時間後の明け方……Bさんはとてもしんどそうになってしまった

先輩！
Bさんの**酸素化が悪くなって、呼吸がとても苦しそう**です。

Bさんは低心機能と頻脈からの心不全で入院してた人よね？ 心不全が増悪している可能性が高いから、すぐにDrへ報告して。私は酸素投与ともう一度バイタルを測ってくるわ。

きちんと報告したと思うし、**経過観察の指示ももらったのに何で悪くなってしまった**のだろう……

● **ヤギ先生から一言**

本患者さんの背景をみてみると、**低心機能 (EF＝20%) で僧帽弁閉鎖不全症 (mitral regurgitation：MR)** があり、入院時も**頻脈性心房細動からの心不全**で入院した患者さんでした。入院後は幸いにも心房細動から洞調律へ復帰し、その後も維持していて心不全も安定していました。その中で**頻脈性心房細動の再発による心不全の再増悪**を起こしてしまった症例です。

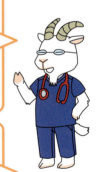

脈拍数も医師指示より少し高い程度で、**報告時には軽度の動悸症状のみ**でした。**指示の範囲外と医師への報告もとりあえずの報告**となっていました。
どのようなことに注意しながら報告をすればよかったのでしょうか？

📎 理想の報告

情報収集でBさんは、**低心機能で弁膜症もあって入院の契機は心房細動**だったわね。いまは洞調律で安定しているけど、また**心房細動になったときは心不全再増悪にも注意しておかないといけない**ね。日中とのバイタルの変化も踏まえて、**今後の考えられるリスクも自分の意見**として伝えてみるといいね！

先生、夜分遅くにすいません。2階病棟のNsです。**頻脈性心房細動からの心不全で入院されたBさん**❶が、心房細動の波形に変化して、130回/分と頻脈になっています。いまの**症状は動悸のみで血圧も100mmHg**❷、SpO₂も酸素投与なしで98%と保たれています。ただ低心機能で僧帽弁閉鎖不全症もあり、**普段の血圧は130mmHgくらいあるのに対していまは少し低下傾向です。**❸ **心不全増悪やさらに血圧低下のリスクもある**❹と思いましたので、念のため報告させてもらいました。

ポイント1	ポイント2
低心機能や弁膜症、入院契機（頻脈性心房細動）を把握している！	普段（日中）の血圧からの変化を把握している！

ポイント3	ポイント4
リスクを説明しながらも現状の呼吸苦や酸素化の状況を報告している！	今後起こりうる可能性も提案して、対応に結びつけている！

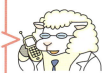

わかりました。いまのところの心不全再増悪はなさそうですね。たしかに心不全増悪のリスクがあるね。**いますぐ洞調律へ戻す必要もないけど、頻脈は抑えておいたほうがいいから、ビソノテープ®（βブロッカー貼付薬）を追加で貼って、呼吸苦や酸素化低下がないか経過をみておいてください。**早めに対応できてありがとう。**呼吸状態が悪くなったりしたらすぐに連絡してください。**
（とても適切な報告だったなぁ。次の報告で症状があれば心不全増悪を頭に入れてすぐに対応しよう！）

2. 実践！　速い脈での報告

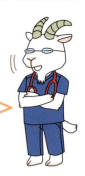

● **ヤギ先生から一言**

どんな背景の患者さんでどんなリスクがあるかをしっかり報告しつつ、対応をうまく引き出せていますね。いまのところは、患者さんにも大きな変化はない状態でも**リスクが高いことを評価して、日中からの変化も把握していることで、医師への増悪時の速やかな対応もできるように報告ができている**ところはすばらしいです。ここでは、**心房細動と心不全の関係や治療方法**をみてみましょう。

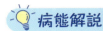 病態解説

心不全と心房細動

　低心機能や弁膜症に心房細動が加わると心不全を発症することがあります。適切な**心拍出量を維持**するには、まずは**送り出す血液を拡張期の間に溜めてから、収縮期で送り出す**ことが必要です。身体に**拍出量が足りないと回数（心拍数）**でかせごうと交感神経が刺激されて、心拍数は増えてしまいます。いつまでも鞭を打たれると**次第に心臓は疲れすぎて動けなくなる**ことや、拡張期の時間が短くなり、血液が十分に溜まっていないのに送り出そうとして**空打ちをしてしまう**ことで心不全を発症することがあります。

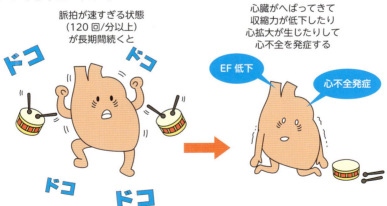

Atrial Kick（エイトリアルキック；心房キック）

　救急外来でも、**頻脈性心房細動を契機に心不全の増悪**を起こすことは非常に多くみられます。特に洞調律ではAtrial Kick（エイトリアルキック；心房キック）という、**左心房から左心室へ送り出す機能**があり、心拍出量が保たれていることがあります。

心房細動になることにより、**Atrial Kick**がなくなり、弁膜症もあることから**十分な拍出が確保できずに肺うっ血を生じ、心不全の増悪**につながることがあります。

● Atrial Kick とは

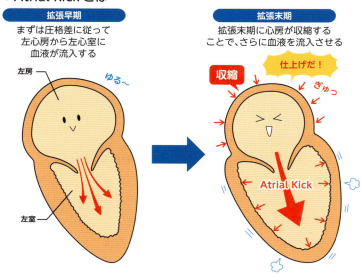

● 心房細動が心不全を発症する機序

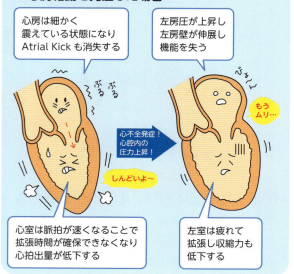

レートコントロールとリズムコントロール

　心房細動で気をつけることの1つに心不全増悪の予防があることは本症例でも学びました。心房細動の**心不全増悪の予防には主に2つの対応**があります。**頻脈を抑えるレートコントロールと洞調律へ戻すリズムコントロール**の方法です。

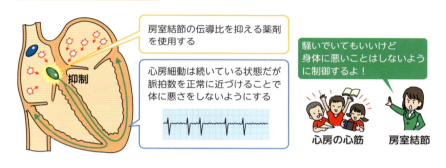

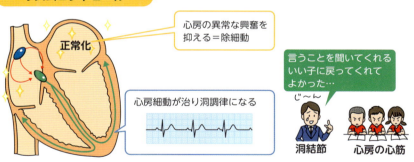

　すべてを洞調律に戻すリズムコントロールの緊急的処置は基本的には不要です。頻脈による心不全増悪のリスクが高いときには、**まずはレートコントロール（脈拍を低下させる）** で対応することが多いです。

抗不整脈薬について

心房細動には、多くの場合でレート（脈拍）コントロールがまずは選択されます。

脈拍のコントロールでは、**βブロッカー（ビソプロロール）とカルシウム（Ca）ブロッカー（ベラパミル）を使用することが多い**ですが、低心機能患者において、**Caブロッカーは心収縮力抑制作用（陰性変力作用）もあるので、一気に血圧低下の可能性**もあるので注意が必要です。βブロッカーは、**比較的血圧の低下作用が少ない薬剤**ですが、**心機能が非常に悪い場合はジギタリス製剤（ジギラノゲン®）などの心収縮力増強（陽性変力作用）をもつ薬剤**を用いることもあります。

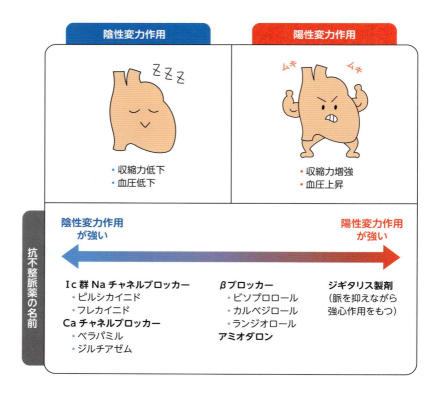

血圧の低下やコントロール不能な頻脈性心房細動には、リズムコントロールを選択することがあり、**薬剤（抗不整脈薬；フレカイニドやアミオダロンなど）の点滴や鎮静下に電気的除細動**も選択肢の1つとなります 表1 。

表1　心房細動治療薬の特徴

	心不全なし	心不全あり
レート コントロール	βブロッカー 　ランジオロール（オノアクト®） 　ビソプロロール（メインテート®） 　など Caブロッカー 　ベラパミル（ワソラン®）など	βブロッカー 　ランジオロール（オノアクト®） 　ビソプロロール（メインテート®） 　など ジゴキシン アミオダロン
リズム コントロール	Ic群Naチャネルブロッカー 　フレカイニド（タンボコール®）など	アミオダロン

薬物的除細動と電気的除細動

　薬物的除細動は前述のように**リズムコントロール薬といわれる抗不整脈薬**を用いることがあります。**内服も点滴もあり**ますが、心機能が低下している症例などに関しては、心収縮力を弱める作用（陰性変力作用）もあるので、必ず**血圧測定や状態変化に気をつけることが必要**です。

　電気的除細動はいわゆる電気ショックです。**血圧が著しく低下しているときや意識状態の悪いときに行う**こともあります。比較的安定しており、意識があるときはしっかりと**鎮静（プロポフォールやミダゾラムなど）をしながら行う必要**があります。出力は心室細動などのときとは異なり、**比較的低い出力（50J程度）で行う**ことが多いです。

薬物的除細動

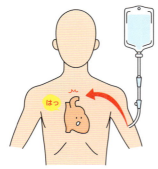

点滴や内服で抗不整脈薬を投与し、
薬剤の効果で異常な電気信号を抑える

電気的除細動

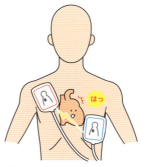

心臓を挟み込んで電流を流すことで
異常な電気信号をリセットする

2. 実践！ 速い脈での報告

2-3 心房細動から洞調律復帰の報告

症例提示 **83歳 男性** 1週間前からの頻脈を主訴に心房細動と軽度心不全の診断で、1日前の日中に入院となっていた。外来でも動悸が継続するときは持続して2日以上あった。心不全は利尿薬で改善傾向であったが、転倒のリスクが高く抗凝固薬は投与していない。

既往歴 糖尿病、高血圧、持続性心房細動
内服歴 認知症があるがADLは自立
心機能所見 左室駆出率（EF）58％、軽度僧帽弁閉鎖不全症、左房径軽度拡大（45mm）

時間帯 日勤帯・16時の波形

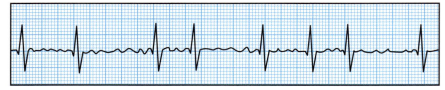

Cさんのモニター心電図は今日も心房細動が継続しているけど、**指示範囲内の心拍数で安定している**な。

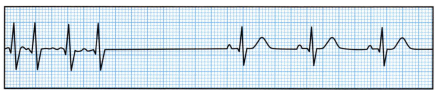

2. 実践！ 速い脈での報告

あっ、**洞調律になった！**
さらに安定してるってことだよね。**よかった！**

1時間後、ラウンド時に意識レベルが低下しているCさんが発見された

Cさん！すぐにドクターコールしないと！

先生、Cさんの**意識レベルが低下して大変**です。血圧は160mmHgで脈拍も洞調律の65回/分で安定しているんですけど、**院内急変を鳴らすほどでもないと思っているのですが、どうしたらいいですか!?**

わかりました。もう少し**詳しく入院理由**なども、教えてもらっていいですか？

心不全で入院されていて、心房細動だったのですが、**いまは洞調律なのでよくなっていると思っていたのですが、、**

心房細動などがあれば**脳梗塞やポーズなどの可能性**がありますね。すぐに行きますが、**意識レベルの低下がなかった最終の時間**なども確認しておいてください。麻痺などもないですか？

わかりました（洞調律になってよかったと思ってたのに**なんでこんなことになっちゃったんだろう…**）

看護師と医師が訪室すると意識レベル低下だけでなく、**右片麻痺があり、脳梗塞や脳出血が疑われる**としてCTとMRIの方針となった。

27

● ヤギ先生から一言

心房細動が洞調律へ戻ったときに発症した脳梗塞の1例でした。入院後は心不全に対して利尿薬で治療をしつつ、心房細動に対しては状態が安定してから抗凝固薬を投与する予定でした。その中で脳梗塞を発症してしまいました。

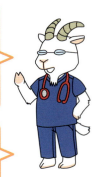

発見時間も早く、転院にて脳梗塞に対する**適切な治療**を行い、麻痺などの症状もほとんど残らずもとの生活に戻ることができました。**一刻を争う状況でどのような報告**がよかったでしょうか？

理想の報告

先生、2階病棟のNsです。心不全で入院していたCさんの**意識レベルが低下**しています❶。**開眼と反応はありますが、呂律が回りにくいようで右半身の麻痺もありそうです**❷。心房細動から洞調律へ**2時間前から復帰していて、そのときの症状はありません**❸でした。洞調律復帰時に2秒のポーズがありましたが、その後はありません。**すぐに来ていただいてもいいですか**❹？

ポイント1
必要最低限の報告で、医師に緊急性を伝えている。

ポイント2
普段と異なる脳梗塞を疑わせる症状を報告できている。

ポイント3
変化前の最終時間の報告ができている。

ポイント4
まずは現場に来てもらうことが最優先。

わかりました！ すぐに向かいますね。脳梗塞であれば当院では治療できないので、血圧や意識状態を観察しつつ**転院もできるようにほかのスタッフにも声をかけておいて**ください。まずは**CTで見て、脳出血でなければMRIも撮りましょう**。
最終の時間まで確認してくれているので、助かりました。
人も集めておいてください。

2. 実践！ 速い脈での報告

● ヤギ先生から一言

心房細動からの合併症で後の生活にも**大きな影響を与えるのが脳梗塞**です。多くを報告する必要はありませんが、脳梗塞が疑われるため、**緊急での対応が必要なことを、症状（麻痺）や発症時間でしっかりと伝える**ことができています。
なぜ脳梗塞が起きてしまうのか、予防や治療法についても少しみていきましょう。

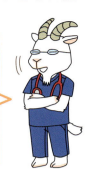

病態解説

心房細動と脳梗塞

心房細動で気をつけることのもう1つに**脳梗塞**があります。心房細動からの脳梗塞は、**血栓をできにくくする予防**と**1分単位での早期発見・治療**が重要です。

● 心耳内血栓について

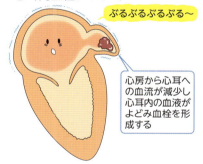

心房細動継続中に脳梗塞を発症することも多いですが、**心房細動から洞調律へ復帰するときには特に注意が必要**です。抗凝固療法も血栓の予防を100％できるものではありません。電気的除細動（direct current：DC）やアブレーション（カテーテルによる心房細動治療術）の必要時には、**経食道心**

● 経食道心エコー

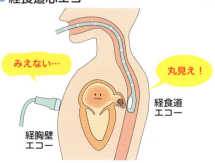

29

エコー（胃カメラの要領でエコーで確認）を行います。**左心耳とよばれる部分に血栓ができることが多く**、この部分は通常の胸からの心エコーでは確認しづらいためです。

● 除細動と経食道エコーの流れ

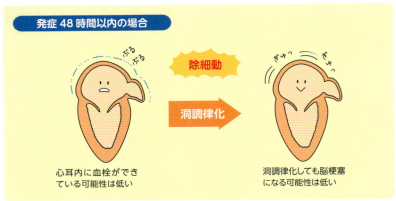

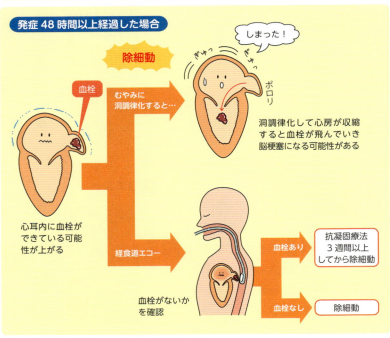

脳梗塞のリスク

　同じ心房細動でも**脳梗塞を起こしやすい人はどのような人**でしょうか？　一般的に用いられるリスクスコアに**CHADS₂スコア**があります。それぞれの疾患の頭文字を用いて、**C：心不全（Congestive heart failure）、H：高血圧症（Hypertension）、A：年齢（Age）75歳以上、D：糖尿病（Diabetes）、S：脳梗塞既往（Stroke）**があり、**それぞれ1点、Sの脳梗塞だけ2点**として数えられます。0点では抗凝固療法は積極的には考えず、**1点では抗凝固療法の推奨**があり、**2点以上では抗凝固療法**が勧められます。ただし、**抗凝固療法には出血のリスクも伴う**ので、そこは主治医や患者さん、ご家族との**相談になることも多い**です。本症例では、心不全＋高血圧症＋年齢＋糖尿病＝4点で高リスクであったといえます。

C 心不全
Congestive heart failure

H 高血圧
Hypertension

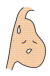
A 年齢 >75
Age

D 糖尿病
diabetes mellitus

S 脳梗塞
Stroke/TIA

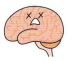

年間脳梗塞発症率
0点…1.9%
1点…2.8%　4点…8.5%
2点…4.0%　5点…12.5%
3点…5.9%　6点…18.2%

※脳梗塞のみ2点、ほかは1点でカウントする。

脳梗塞の予防法

　脳梗塞の予防に関しては**抗凝固薬を使用**します。**点滴では**ヘパリンが用いられ、**内服では**以前はワルファリンでしたが、現在は**直接経口抗凝固薬（direct oral anticoagulant：DOAC）を用いる**ことがほとんどです。**DOAC**は腎機能での制限はありますが、用量調整が簡便でありながら脳梗塞予防効果と出血リスクも少ない薬剤です。ワルファリンでは、納豆や青野菜（ビタミンKが多く含まれる）などの制限もあります。

●抗凝固薬の種類と特徴

ヘパリン	ワルファリン	DOAC（直接経口抗凝固薬）
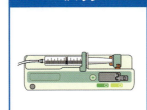	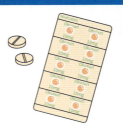	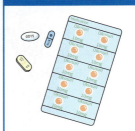
・注射製剤 ・半減期が短いため持続静注する ・投薬を終了すると3時間程度で効果がなくなる	・古くからある内服薬で安価 ・半減期は長く、内服を開始してから効果が出るのも、中止してから効果が切れるのも、3日程度かかる	・比較的最近できた抗凝固薬 ・ワルファリンよりは高価 ・半減期は製品によって違うが6〜12時間くらいと短めであり、内服を開始してから効果が出るのも早い
拮抗薬：プロタミン	拮抗薬：ケイツー® 　　　　（メナテトレノン）	拮抗薬：製品によって異なる
指　標：APTT 　　　　投与前の1.5〜2倍 　　　　（40〜60秒くらい）	指　標：PT-INR　2.0〜3.0	指　標：特になし

心房細動からの脳梗塞の診断

　脳梗塞を疑った際にまずは**CTで脳出血はないかを確認**します。残念ながら**発症早期の脳梗塞では、CTでは異常所見を示しません**。その場合に可能な施設では**MRIで脳梗塞かどうかを判断**し、**MRA（MRIで血管を描出するもの）で詰まっている脳血管を判断**します。MRIが施行できない場合は、CTで出血があるかを確認して、症状から脳梗塞が疑わしいときには、臨床所見から医師が脳梗塞と診断して転院搬送をして、転院先で診断と治療を行います。

●脳 CT と脳 MRI の違い

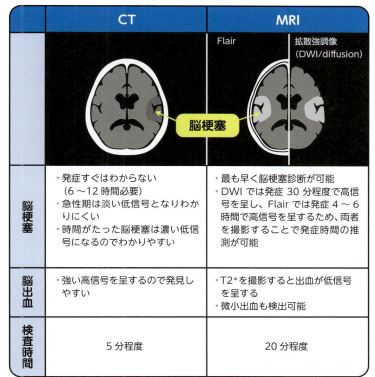

	CT	MRI
脳梗塞	・発症すぐはわからない（6～12 時間必要） ・急性期は淡い低信号となりわかりにくい ・時間がたった脳梗塞は濃い低信号になるのでわかりやすい	・最も早く脳梗塞診断が可能 ・DWI では発症 30 分程度で高信号を呈し、Flair では発症 4～6 時間で高信号を呈するため、両者を撮影することで発症時間の推測が可能
脳出血	・強い高信号を呈するので発見しやすい	・$T2^*$ を撮影すると出血が低信号を呈する ・微小出血も検出可能
検査時間	5 分程度	20 分程度

心房細動からの脳梗塞の治療法

　脳梗塞の治療では症状が小さいものであれば、**抗凝固療法や適切な血圧維持で保存的に治療することもあります**が、**心房細動からの脳梗塞は比較的症状が大きい（重症）ものが多い**です。

　症状が大きい場合であればカテーテルによる**血栓回収療法や血栓溶解療法**を行います。治療には**発症からの時間的制約がある**ので、すぐに医師に対応してもらい、自施設でできなければ**転院を視野に入れて、適切にすばやく対応する**必要があります。

● 脳梗塞の発症機序

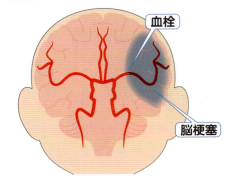

心臓から飛んできた血栓が脳動脈につまることで、そこから先の脳細胞が壊死に陥る＝脳梗塞

● 急性期脳梗塞の治療

血栓溶解療法（tPA） ※発症から 4.5 時間以内

❶ tPA を経静脈的に投与する

❷ tPA が血栓を溶解し血管が開通する

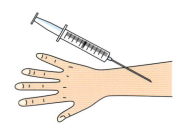

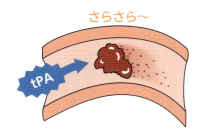

血栓回収療法 ※発症から 8 時間以内

❶ カテーテルを脳動脈まで挿入する

❷ ステントに血栓をからめて回収する

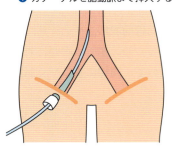

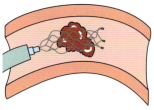

2. 実践！ 速い脈での報告

2-4 心房粗動の報告

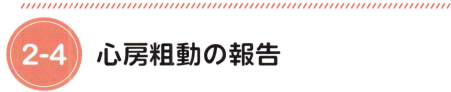

症例提示 **64歳　男性** 外来で心房粗動の診断で通院中であり、最近、動悸の回数が多くなることで入院加療となっていた。動悸は規則正しく、100回/分でいつもは半日程度で治まっていた。

既往歴　特記なし、今回が初めての入院
内服歴　なし
心機能所見　左室駆出率（EF）70％、弁膜症なし

🕐 **時間帯**　日勤帯・平日14時の波形

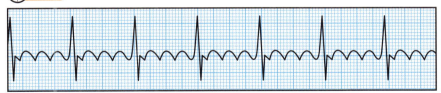

心房粗動で入院された方だけど**心房細動とどう違う**んだろう？ いまは**規則正しく打っているし脈拍も75回/分**くらいで安定しているけどな。

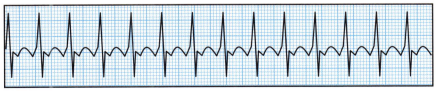

あれ、**急に150回/分まで上がって頻脈**になっている！どうしよう、とりあえず報告。

2階病棟のNsです。Dさんの脈拍が急に150回/分まで上がったので報告させてもらいました。

そうですか、**脈拍は整ですか？ 何か症状**もありますか？

脈拍は**規則正しく整にみえます**。呼吸苦などはないですが、いまは**動悸**を訴えています。

PSVT（発作性上室性頻拍）かな？
アデホス®を準備しておいてください。病棟に向かいます。

医師到着後

頻脈の報告はありがとう。ただ**これは心房粗動だからアデホス®は効果がなさそうだね。ベラパミルを投与**して様子をみてみましょう。

わかりました。ありがとうございます。（でも何が違うんだろう。治療薬の違いって何なの？）

● ヤギ先生から一言

心房細動と心房粗動は名前も似ていますが、どのような違いがあるのでしょうか？ 心房粗動の特徴としては、ギザギザの基線（鋸歯状波）があることと**RR間隔が基本的には一定**であることが挙げられます。
よりわかりやすい報告や対応の方法にも少し違いがあるので、先輩ナースの指導のもとでの報告をみてみましょう。

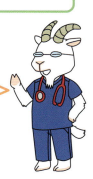

2. 実践！ 速い脈での報告

📎 理想の報告

この患者さんは、**心房粗動で入院**された患者さんだね。入院してからは心拍数も75回/分と安定していて、特に**心不全の既往や入院してからの動悸の症状もない**ね。心房細動と違ってRR間隔も一定で、この頻脈になったときも急に150回/分でRR間隔も一定なので、**心房粗動の心室への伝わり方（伝導比）が変化した**可能性もあるね。そのあたりも伝えつつ、患者さんの**動悸も強いので何か対応**してもらいましょう。

先生、いまよろしいでしょうか。2階病棟のNsです。心房粗動があるDさん❶が、**30分前から心拍数が150回/分で、動悸を強く感じています。血圧は110mmHgで酸素化悪化などの変化はありません**❷が、その前までは心拍数も75回/分で安定していました。**RR間隔も一定で、QRS幅も狭いのでおそらく伝導比が2：1へ変化した可能性がある**❸❹と思います。心機能の低下はなさそうですが、強い動悸はあるので一度何か**投薬の対応**などしてもらってもいいでしょうか？❺

ポイント1	ポイント2
基本の不整脈の種類をしっかりと伝えられている！	バイタルと症状をはっきりと伝えることができている！

ポイント3	ポイント4	ポイント5
心房粗動の伝導比を理解して、医師へも提言できている！	心室頻拍との違いを認識できている！	患者さんの強い症状への対応を依頼できている！

わかりました。心室頻拍（VT）ではなさそうでよかったです。**心房粗動の伝導比が変わって動悸も強いようですね。心機能もよさそうなので、ベラパミル（ワソラン®）を用意**しておいてもらっていいですか。いまは救急対応しているので少し後になりますが、**血圧低下や酸素化の悪化を認める**ようであれば、すぐに教えてください。伝導比のことまで理解していてすごいですね。まかせておけます。

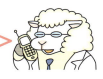

37

● **ヤギ先生から一言**

心房粗動が継続していても**伝わり方（伝導比）が変化して動悸の強い症状を認めている1例**でした。伝導比とはどのようなイメージなのか具体的にみてみましょう。急激な変化が多く、**心房細動より脈拍のコントロールは難しい**傾向もあります。
治療方法も**心房細動と少し異なるところがある**ので、本項の解説で理解を深めてください。

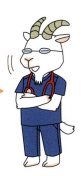

病態解説

心房粗動の基本

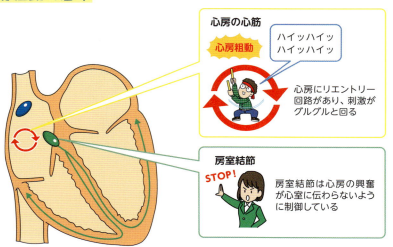

　心房細動はRR間隔がバラバラでしたが、**心房粗動ではRR間隔が一定**です。**心房細動**は、「心房が細かく動いている」ので**心房のあちこちから電気刺激（F波）**が出ていましたが、**心房粗動**は「心房が粗く動いている」のです。この粗く動いている波のことを、**粗動波**といいます。ノコギリの歯のような形をしており、**基線が粗く規則的**にあらわれます。

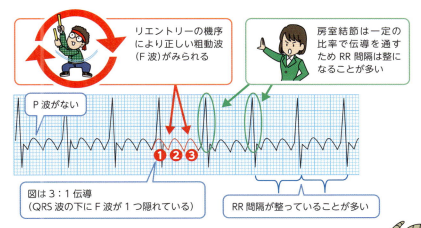

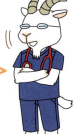

粗動波はフラッター波（Flutter波；略してF波）ともよばれるので、医師からは**心房粗動のことを「フラッター」とよぶ**ことが多いですね。

心房粗動における伝導比

　粗動波（F波）の多くは三尖弁（右房と右室の間の弁）に沿って円を描くように伝わっています。

　この粗動波は大体、300回/分前後でグルグルと回っていることが多いです。これがすべて心室に伝わってしまっては大変なので、**房室結節（心房と心室へ興奮を伝える関所）が制御**しています。粗動波が**4回に1回心室に伝わると300÷4＝75回/分**で心室が興奮（QRS波）します。**3回に1回であれば、300÷3＝100回/分、2回に1回であれば、300÷2＝150回/分**といった具合です。この伝わる割合を**伝導比**といいます。**4回に1回であれば、4：1の伝導比**とよばれます。

● 心房粗動の伝導比による波形の違い

4：1伝導（75回/分）

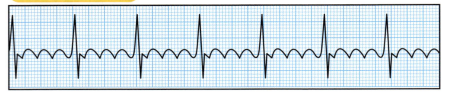

3：1伝導（100回/分）

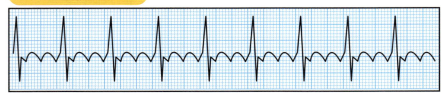

2：1伝導（150回/分）

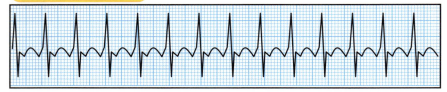

1：1伝導（300回/分）

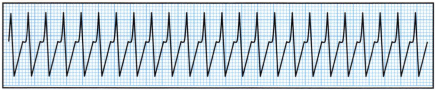

> 医師への報告では「〇：1」は波形をマスで数えるのでなくて、**心房粗動がわかっていて脈拍が75回/分前後なら4：1、100/回前後なら3：1、150回/分なら2：1（300から割った数）のだいたいで十分**ですよ。

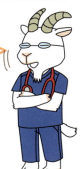

心房粗動の症状

　心房粗動の患者さんも**脈拍が75回/分前後**であれば、動悸などの**症状も認めずに過ごしている**方も多いです。心房粗動は心房細動と異なり、**突然発症して突然止まることも多い不整脈**です。したがって、**150回/分前後**のときはもちろんのこと、**100回/分程度でも動悸や胸部不快感などの比較的強い自覚症状を認める**ことがあります。心房細動と同様に頻脈が継続してしまうと心拍出量も低下してしまうため、長期に継続する場合は心不全を引き起こすこともあります。非常にまれですが、**1：1の伝導比で300回/分程度**の頻脈時には、**ショック状態となり、緊急の電気的除細動（除粗動）が必要**になることもあるので注意が必要です。

● **心房粗動の症状**

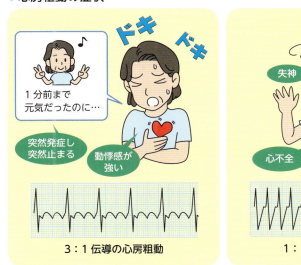
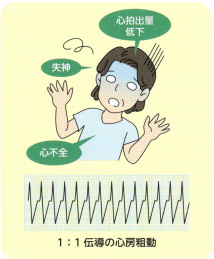

心房粗動の治療

　心房粗動の**レート（心拍数）コントロール治療**では心房細動の治療と異なり、難しいことが多いです。特に2：1の伝導比で150回/分の心拍数のときでは心機能がよければ、**Ca拮抗薬（ベラパミル：ワソラン®など）やβブロッカー（ビソプロロール：メインテート®など）**も使用することが多いですが、この治療法はグルグルと回る伝導を抑えるというよりは、**心室への伝わり（房室結節の機**

能)を抑制することが目的です。

●心房粗動に使用される抗不整脈薬

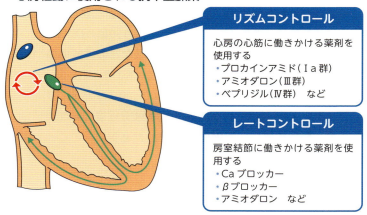

リズムコントロール
心房の心筋に働きかける薬剤を使用する
・プロカインアミド（Ⅰa群）
・アミオダロン（Ⅲ群）
・ベプリジル（Ⅳ群）　など

レートコントロール
房室結節に働きかける薬剤を使用する
・Caブロッカー
・βブロッカー
・アミオダロン　など

※心房細動ではⅠc群Naチャネルブロッカー（フレカイニドなど）が使用できたが、心房粗動では伝導比が上がって血行動態が破綻する可能性があるため避ける

　どうしても**コントロールできないときは、電気的除細動（除粗動）**を行います。発作が頻回に起こる場合は、**カテーテルによる治療（高周波カテーテルアブレーション治療）でグルグルと回る伝導を遮断**してしまうこともあります。

●カテーテルアブレーション

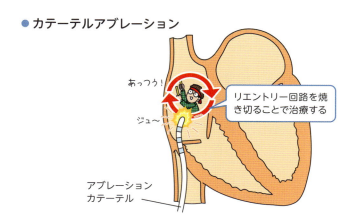

リエントリー回路を焼き切ることで治療する

アブレーションカテーテル

　心房細動と同様に脳梗塞のリスクは通常より高いため、**血栓のリスクに応じて抗凝固療法**を行います。

2．実践！ 速い脈での報告

2-5 洞性頻脈の報告

> **症例提示** **87歳 女性** 誤嚥性肺炎で入院中であり、抗菌薬による1週間の治療が終了しており、嚥下リハビリを行っている。再誤嚥の様子はみられなかった。入院10日目の日中の報告。
>
> **既往歴** 脳梗塞、腰椎圧迫骨折、認知症
> **ADL** 介助歩行
> **内服歴** 抗血小板薬、胃保護薬、骨粗鬆症治療薬
> **心機能所見** 左室駆出率（EF）45%、軽度大動脈弁狭窄症

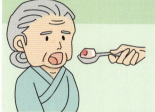

時間帯 平日日勤帯・15時の波形

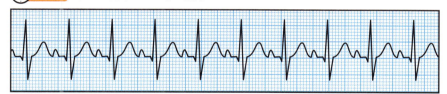

Eさんも順調に嚥下リハビリも進んでいて、もうすぐ退院ができそうかな。

でも、いつもよりも**脈拍が速い気がする**なぁ。特にモニター心電図の波形も変わってないし、いまは**115回/分**で、医師指示も**120回/分以上**で報告になってるしいいかな。でも、**変化が重要**って言ってたから報告はしておこう。

先生、いまお時間よろしいですか？ 2階病棟のNsです。誤嚥性肺炎で入院しているEさんですが、**脈拍が午前中は70回/分**くらいでしたが、いまのモニター上は**洞調律で115回/分程度まで上がっている**ので、**経過観察かなとも思う**のですが、報告しておきます。

そうか、ありがとう。**特にほかの症状もないのかな**。動悸とか強くなるようだったらまた報告してね。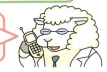

日勤終了前…

Eさんの心拍数がいつもより速い気がするけど、本人は何か言ってたり、変わったことはなかった？

昼には**誤嚥もしていなかった**と聞いていて、医師には報告しましたが**それ以降は行けていません**。少しみてきますね。

あれ、なんだか**活気がないし、熱っぽい**な。38.9℃も出ている。報告しておかないと！

結果としては、誤嚥性肺炎は治療できており、再度誤嚥などはなかったのですが、**尿路感染症（腎盂腎炎）を発症して再度抗生剤加療が必要**となりました。

● ヤギ先生から一言

今回は**洞性頻脈**の症例でした。洞性頻脈は正常な状態でも、運動や興奮、飲酒などで起こりうる頻脈であり、**大抵は経過観察で自然に落ち着く**ことが多いです。

ただし、今回の症例のように**背景に何かある可能性**もあります。やはり**変化を認めたときには**、しっかりと本人の症状やバイタルをみていきましょう！ 先輩ナースの指導のもとでの報告をみてみましょう。

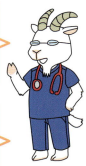

2. 実践！ 速い脈での報告

理想の報告

Eさんの脈拍が**115回/分と午後から上がっています**。洞調律で波形も変化していないので、**洞性頻脈かな**と考えています。**お昼も誤嚥をしていなかった**ようですが、報告しておいたほうがいいですか？

そうね。洞性頻脈で間違いなさそうで誤嚥などもなさそうだけど、**何か変化がないかのチェック**と**症状とバイタルの測定**を一度しておいてもらっていい？

なんだかお昼よりも**活気ない**な。血圧は120mmHgあるし、熱っぽい。**体温は38.9℃**で高いな。**発熱からの頻脈**だったんだ。すぐに報告しておこう。

先生、いまお時間よろしいでしょうか。2階病棟のNsです。**誤嚥性肺炎で入院しているEさん**ですが、お昼以降に**115回/分の洞性頻脈❶**になっていました。**指示範囲内ではありますが、少しぐったりしていて、検温すると38.9℃の発熱をしていました❷**。血圧は120mmHgと保たれていて、**最近の嚥下訓練も誤嚥などなかった❸**です。**解熱薬や採血などを含めて何か対応**したほうがいいですか❹？

ポイント1
指示範囲内であっても頻脈が継続していることで患者の状態を早期に確認できている！

ポイント2
指示範囲内であっても報告した理由（発熱）を伝えている！

ポイント3
血圧や誤嚥など周囲の状況を把握して報告できている！

ポイント4
対応が必要なことを時間内に報告できている！

45

ありがとう。誤嚥もなさそうとのことだけど、一応**X線と採血、尿検査**もお願いしておいていいかな。内服もできるようであれば、**解熱薬を対症的に内服**させておいてもらっていいかな。その結果で**抗菌薬の再投与**なども考えさせてもらいます。検査や対応できる早い時間に気づいてくれてありがとう。

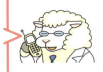

● ヤギ先生から一言

洞性頻脈でも、**背景に発熱があったために報告が必要**な状況をしっかり報告できていましたね。**日中の時間であれば、検査や対応を含めてできることが多い**ので、早期の報告が患者さんだけでなく、医療者側の全体にとって良い影響でした。
洞性頻脈は**経過観察**が多い中で、どのようなことに気をつけるべきかを少しみていきましょう！

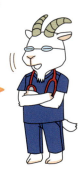

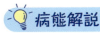
病態解説

洞性頻脈の基本

洞性頻脈は**異常になっているのは洞結節のみ**です。洞結節が過剰に興奮して、**洞結節以降の心房の心筋や房室結節は正しく興奮を伝達**しています。

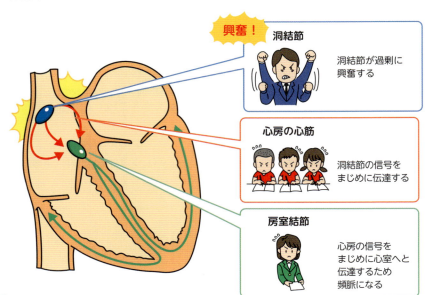

2．実践！　速い脈での報告

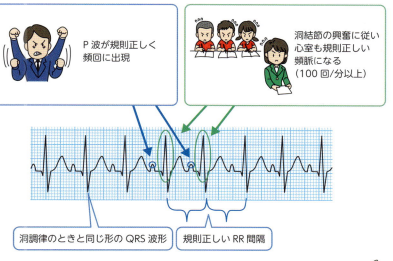

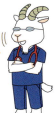

成人では**正常の心拍数は60〜100回/分**ですが、**乳幼児や新生児ではより速い脈拍数が正常**なこともあります。

洞性頻脈について

　多くは**緊張**や**不安**、**興奮**、**運動**などで引き起こされるものであり、**原因が落ち着けば自然にもとの正常な脈拍**へ戻ります。しかしながら、背景に原因がある場合には**病的な洞性頻脈**となることがあるため、不安や興奮といった精神的な要因とは決めつけずに**患者さんの状態評価をすることが重要**です。

● 洞性頻脈の原因

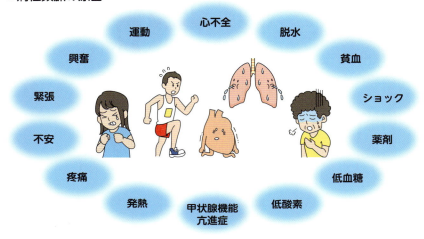

運動　心不全　脱水
興奮　　　　　　貧血
緊張　　　　　　ショック
不安　　　　　　薬剤
疼痛　　　　　　低血糖
　　発熱　甲状腺機能亢進症　低酸素

洞性頻脈の治療

　基本的には、洞性頻脈そのものへの対応ではなく、**その背景の原因を治療することが第一**となります。考えられる原因を除外しても洞性頻脈が残る場合や、動悸の症状が強い場合にはβブロッカーの内服を行うこともありますが、多くはありません。

原因	対処法
不安、興奮	傾聴や安定剤投与など
脱水、発熱、疼痛	補液や抗菌薬、解熱鎮痛薬
低酸素、心不全	酸素投与、原疾患治療
低血糖	ブドウ糖投与（経口・静注）
貧血	輸血、止血
甲状腺機能亢進症	抗甲状腺薬、βブロッカー
薬剤性	対象薬剤の中止

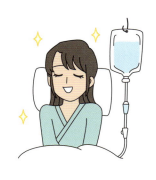

2. 実践！ 速い脈での報告

2-6 発作性上室性頻拍の報告

症例提示 36歳 女性 半年前から月に2回ほど突然、動悸を認めて30分程度で改善することを繰り返していた。一昨日から毎日動悸を認めており、持続時間は半日ほどとなり、家事もできないために救急受診して入院。救急外来では発作性上室性頻拍の診断で治療を行った。

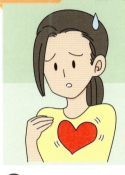

既往歴 特記なし、生来健康
内服歴 なし
心機能所見 左室駆出率（EF）62%、弁膜症なし

🕐 **時間帯** 準夜帯・19時の波形

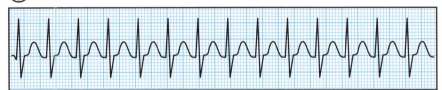

> Fさんのモニターアラームが鳴っているな。急に**頻脈になってし**まっているし、ナースコールも鳴っているしみに行かないと。

Fさんは動悸があって不安そう…

> 指示範囲外の心拍数だし、動悸の症状もあるから**大急ぎで先生に報告**しないと！

> 先生、いまよろしいですか。Fさんですが**突然頻脈**となって、脈拍も**160回/分**です。患者さんも**動悸**を認めていて、不安そうなので大急ぎで来てもらってもいいですか？

49

わかりました。**心室頻拍**でしょうか？ **ショックの可能性**もありますね。すぐに行きますが、血圧を含めた**循環**や**呼吸**、**意識状態**はどうですか？ **除細動器も用意**しておいてくださいね！！

あっ、はい、わかりました。**血圧などは測定していない**ですが、しっかりと**会話もできています**。除細動器は準備しておきますね。

ヒツジ先生が病棟に到着

発作性上室性頻拍（PSVT）で入院した患者さんだったんだね。波形もPSVTでよさそうだし、本人の意識も保たれているから、**大慌てしなくて大丈夫**ですよ。救急外来では**アデホス®（ATP）を１アンプル（A）で止まっている**みたいだし、オーダーするから用意しておいてね。落ち着いていきましょう。

あっ、はい。ありがとうございます。**除細動器は必要ない**ですか？

いまは必要ないと思います。**点滴と一緒に12誘導心電図もベッドサイドに持ってきて**おいてくださいね。

わかりました。（なぜかなりの頻脈なのにそこまで慌てなくていいのだろう？）

● ヤギ先生から一言

今回は**発作性上室性頻拍（PSVT）の症例**でした。発作性上室性頻拍のモニター心電図は**急に頻脈**になり、患者さんの**訴えも強い**ことが多く、**一見して慌ててしまう**ことも多いです。

しかしながら、**ショックとなることは少なく時間的余裕があることがほとんど**です。派手ですが、落ち着いて対応することが大切です。先輩ナースの指導のもとでの医師への報告をみてみましょう。

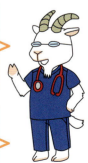

2. 実践！ 速い脈での報告

📎 理想の報告

Fさんの脈拍が午後から**160回/分と上がっ**ています。訪室してきたのですが、**動悸が強いこと以外は普通に会話**をされていました。除細動器など準備しつつ、医師へ急変報告しておいたほうがいいですか？

報告ありがとう。突然の頻脈だし良い心がけだけど、話せているのなら**バイタルとかは測定した？** 救急外来でもPSVTの治療歴があるみたいだし、**少し落ち着いてから報告してみましょう。**

先生、2階病棟のNsです。今日の**昼にPSVTで入院**されたFさん❶ですが、先ほどから**脈拍が160回/分**まで上がっています。**リズムは整でQRS波の幅も狭い**❷です。動悸を訴えていますが、血圧は110mmHgで保たれていて落ち着いて話されています。**救急外来ではアデホス®（ATP）を1A投与**されて洞調律に戻っているようでした❸。点滴ルートはないので**ルートを確保して、12誘導心電図は用意**しておきますが、動悸の**症状も強いようなので、一度みに来ていただいてもいいですか**❹？

ポイント1	ポイント2
入院した経緯と入院時の不整脈の診断名を伝えている！	心室頻拍ではなく、PSVTを疑わせる所見（整・幅の狭いQRS波）を伝えている！

ポイント3	ポイント4
以前の投薬（アデホス®投与）で改善していることを伝えている！	準備が必要な物品（12誘導心電図）を伝えられている！

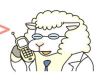

報告ありがとう。おそらく**PSVTの再発で問題なさそう**だね。血行動態も崩れていないし、症状も強いようなら**今回もアデホス®を投与**してみようか。いまは外来対応しているから、終わり次第行くので、それまでに症状の変化などがあったらすぐに報告してください。

● ヤギ先生から一言

入院時の治療歴まで伝えているすばらしい報告でしたね。心拍数が160回/分であれば、**心室頻拍（VT；幅の広いQRS波）**と今回の**PSVT（幅の狭いQRS）**では緊急度や治療方法はまったく異なります。
医師が訪室するまでに、できることを提案していると医師側の安心感も非常に大きくなります。

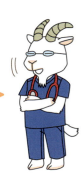

病態解説

発作性上室性頻拍（PSVT）の基本

　発作性上室性頻拍（PSVT）の波形は、心房内での興奮が**グルグルと回るリエントリー回路**があるために起こります。**突然始まり、RR間隔は規則的（整）で幅の狭いQRS波**ですが、粗動波はなくて心房の興奮をあらわす**P波もみえない**ことが多いです（一部に逆行性P波とよばれる波形がみられます）。房室結節からの指令なので**心室への伝導は速い**ですが、正常のため洞調律と同じような**幅の狭いQRS波**となります。

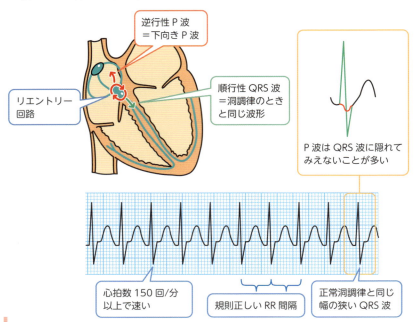

52

2. 実践！ 速い脈での報告

　発作性上室性頻拍（PSVT）には、主に**2種類のグルグルと回る回路**があります。**報告のときには区別する必要はありませんが**、どちらも房室結節（心房と心室を結ぶ中継点）が関係していることを理解することは、治療にもつながるため重要です。

　房室結節リエントリー性頻拍（atrioventricular nodal reentrant tachycardia：AVNRT）では、**房室結節の中にリエントリー回路があり房室結節から心室へ伝わります**。**房室回帰性頻拍（atrioventricular reentrant tachycardia：AVRT）は副伝導路**があり、心室から**副伝導路を心房へ上る形でリエントリー回路**があります。

AVNRT
（房室結節リエントリー性頻拍）

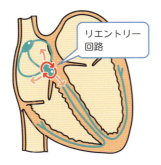

房室結節の中でリエントリー回路が形成されている

AVRT
（房室回帰性頻拍）

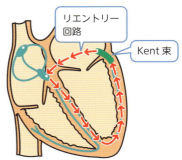

心房と心室の間に副伝導路（Kent 束など）があり大きなリエントリー回路が形成される

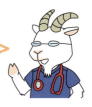

副伝導路（Kent束〈ケントそく〉）が生まれつきある患者さんはWPW症候群とよばれます。**逆行性P波**というQRS波の直後に副伝導路を伝わってきた心房への伝導をみることがあります。

53

PSVTの症状

　突然始まり、突然止まる。止まった後は何事もなかったかのような症状がポイントです。心房細動とは異なり、**一定の規則正しい動悸**ですが、心拍数が速いと区別がつかないこともあります。頻脈に共通しますが、**心機能が悪いときや極端に速くなる**と心室の収縮で十分に溜めること（拡張期）ができずカラ打ちで、**血圧低下、めまい、失神や心不全の増悪**を認めることもあります。

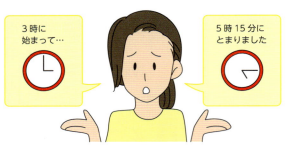
オンセットがはっきりしていることが多い

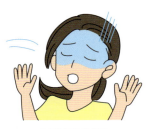
血圧低下や失神を
きたすことがある

発作性上室性頻拍（PSVT）の治療

　治療では、**房室結節の伝導を抑える**ことが治療のポイントになります。房室結節を抑える方法として**迷走神経（副交感神経）刺激法**があります。薬物を使用しないため簡単に行えますが、コツもあるので効果に個人差が大きいです。

　即効性がある薬物治療として**アデホス®（ATP）の投与**があります。10～20秒ほど一時的に房室結節の伝導を止める薬剤で、**一気に投与（急速静注）**して少量の生理食塩水を後押しで投与します。**伝導が止まってる間、患者さんは苦しいことが多いので**、モニターをしながら、**必ず脈が戻ってくることを患者さんに伝える**のが重要です。

　心房細動などと同様にCa拮抗薬やβブロッカー、カテーテルアブレーション治療（42頁参照）を行うこともあります。

● ATPの効果

どのタイプのPSVTであってもリエントリー回路の一部に房室結節を含んでいる

ATPは房室結節を一時的に遮断し強制的にリエントリーを停止させる

洞結節と房室結節を介した正常な伝導が再開する

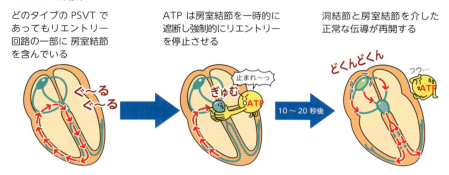

コラム❶ モニター心電図を現場でうまく教えてもらうコツ

　書籍でいくら勉強しても現場での「ハッ」と気づいたときの経験にはかないません。百聞は一見にしかず。医師や経験豊富な先輩ナースに直接のモニター波形と状況で教えてもらうことが一番です。忙しい業務の中でチャンスを見つけて一緒に学んでわかったときには、その喜びと感謝をしっかりと表現すれば、相手はとてもいい気分になるでしょう。さらに上級編として、以前に教わったことが別の機会で役立った際にはそのことを教えてもらった人にフィードバックすると、また教えよう！という気分にきっとなるはずです。ポイントはいつもの1.5倍くらいを心がけて、素直な気持ちを表現してみてください。

3章

実践!
心室からの速い脈での報告

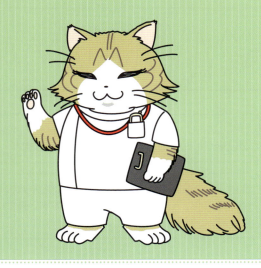

3. 実践！ 心室からの速い脈での報告

3-1 心室細動の報告

症例提示 **68歳 男性** 急性心筋梗塞で入院中であり、左前下行枝へPCI（カテーテル治療）後で3日目。ポータブルトイレまでは安静度が拡大されている状況で、食欲は戻ってきていない。

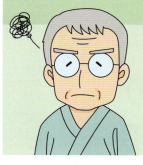

既往歴 高血圧症、糖尿病、入院前は毎日飲酒をしていた

内服歴 抗血小板薬、プロトンポンプ阻害薬（PPI）、経口糖尿病薬、降圧薬

心機能所見 左室駆出率（EF）32％、前壁が無収縮、軽度僧帽弁閉鎖不全症

時間帯 夜勤帯・明け方5時の波形

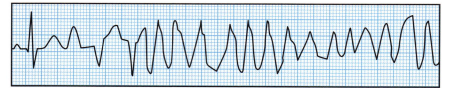

Gさんのモニター心電図でアラームが鳴っている。**心室細動（VF）の波形**だ！先生に一刻も早く報告しなくちゃ！

先生、いまお時間よろしいですか？ 2階病棟のNsです。**心筋梗塞**で入院されたGさんが**心室細動（VF）**です。来ていただいていいですか??

3．実践！　心室からの速い脈での報告

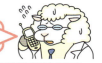

わかりました。すぐに行きますね。

1分後　ヒツジ先生が病棟に到着

患者さんはどこですか？

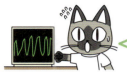

205号室です。**こちらの波形になってアラームが鳴っている**んです。

人を集めてください！誰か看護師が胸骨圧迫などしているんですか？

報告が先だと思ってまだ行けていません、、

救急カートと除細動器を準備して、すぐに行きましょう。

● ヤギ先生から一言

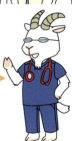

急性心筋梗塞後の心室細動を発症した症例でした。急性心筋梗塞後で心室細動発症のリスクが高く、医師にすぐに報告できているのは良いポイントです。ただ、**報告できればそれだけでよいのでしょうか!?** 先輩ナースと一緒に対応した報告をみてみましょう。

📎 理想の報告

先輩、205号のGさんが**VF波形**になっています！

ポイント！
心室細動のモニターからすぐにほかの看護師へも応援を依頼できている！

59

わかりました。**救急カートと除細動器を持ってきてもらうように伝えて、まず行きましょう。**

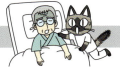
ベッドサイドで脈拍触れず意識状態も反応がない

胸骨圧迫を開始するので、院内急変コールと先生へ報告して！

わかりました！事務ですか？2階病棟の205号で急変があります。**院内急変コールをかけてください**❶。

ポイント1
院内急変の報告で人を集めるための手順を実践できている！

先生、2階病棟のNsです。**心筋梗塞後で2階205号のGさんがVFです**❷。脈が触れず、胸骨圧迫と酸素投与を開始していて、**救急カートと除細動器も持ってきてもらっています。院内急変コールもかけました**❸が、すぐに来ていただいていいですか？

ポイント2
医師への報告で端的に場所と状況を伝えて、来ることを依頼できている！

ポイント3
現在行っている蘇生行為と救命のための救急カートや除細動器を準備していることを報告できている！

わかりました。**胸骨圧迫を継続してください。除細動器でモニターして除細動もできるよう**にしておいてください。すぐに行きます！

医師到着後に除細動を含めた処置を行い心拍再開となり、緊急冠動脈造影の方針となった。

3. 実践！　心室からの速い脈での報告

● **ヤギ先生から一言**

心室細動は最も危険な不整脈です。モニターの不具合やそのほかの影響で心室細動のような波形を認めることもありますが、**常に最悪の状況を想定**することを忘れてはいけません。1秒でも早く行動を行いながら、報告をする必要があります。

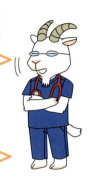

院内で繰り返しシミュレーションを行う必要もありますが、**どのような原因で発症するのか、対応はどのようなものがあるの**かを知っていることも重要です。

病態解説

心室細動の基本

心室細動（VF）は文字どおり、身体全体に拍出する**心室が細かく震えてしまっ**ている状態です。心房細動では、心房が震えて興奮が多発していましたが、房室結節で伝導の抑制をしていたため、大きな問題となることも多くはありませんでした。しかし、心室が震えてしまうと、**心拍出量がほぼゼロ**になってしまいます。**循環停止の状態と同じ意味**であり、最も危険な不整脈として、すぐに**急変対応として行動することが重要**です。

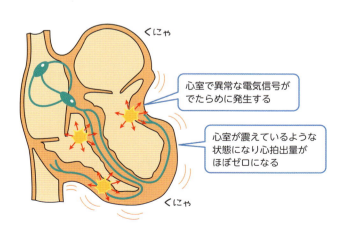

● 心室細動の心電図波形の特徴

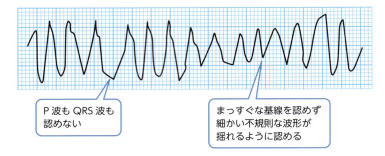

P波もQRS波も認めない

まっすぐな基線を認めず細かい不規則な波形が揺れるように認める

心室細動への発見時対応

　心室細動を起こすと**数秒以内に意識状態はなくなり、けいれん発作などを起こします**。すぐにベッドサイドへ向かい、患者さんの意識状態などを確認するとともに**救急蘇生を行う可能性がある**ため、まわりのスタッフにも声をかけて、**人を集めつつ向かう必要**があります。

　もしも意識レベルが保たれていて、バイタルが安定していたらノイズの可能性もありますが、最悪の事態を想定して動く必要があります。日常的に出会う状況ではないですが、**シミュレーションなどを繰り返し病棟などで行うことが重要**です。

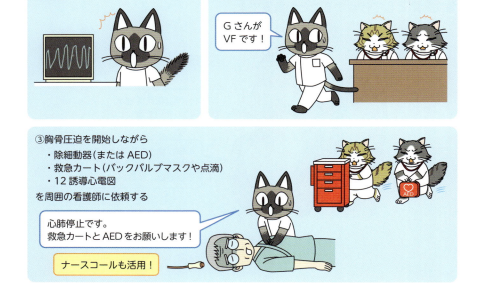

3. 実践！ 心室からの速い脈での報告

昼食後くらいに**心室細動の波形を確認したので訪室**すると、洗面所で**何食わぬ顔で立っておられる患者**さん。心室細動の波形の**原因は歯磨き**で電極に肘が当たっていたことによる**ノイズの1つ**で、ホッとすることもあります。

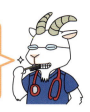

心室細動の初期治療

原因となる疾患への治療が必要ですが、まずは意識がなく循環も確認できないときは、何よりも**胸骨圧迫を含む、一次救命処置（BLS）や二次救命処置（ACLS）**を行います。**除細動やアドレナリンの投与で治療**を行いますが、心拍出量がゼロになってしまっているので、それまでに胸骨圧迫による**脳血流の維持**を行います。医師への報告も重要ですが、**一人ですべてができるわけではない**ので、**役割を分担しつつ対応**することになります。連絡に関しては、事務から院内放送などを用いて一斉に行うシステムを活用していることもあります。

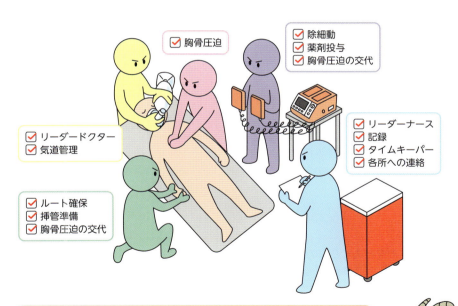

最低でもこれだけの人数が必要であることを認識して、**すばやく人を集めて救命を行います**。人数が多すぎるときは、医師を中心として全体把握と指示を行う**リーダーをはっきりとさせることが重要**です。

63

心室細動への処置や治療

　人を集めつつ、胸骨圧迫や補助換気を行いながら次にどのような治療方法があるのかを知ることも重要です。

　脈が触れないときの蘇生行為では、**心室細動（VF）や無脈性心室頻拍（VT）のときと心静止（Asystole）や無脈性電気活動（pulseless electrical activity：PEA）のとき**では対応が異なります。**前者では、電気的除細動（direct current defibrillator：DC, 電気ショック）**を行うことにより循環状態が改善する可能性がありますが、**後者では**効果がないため**電気的除細動は行いません。**

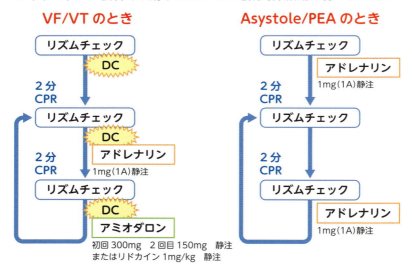

※VF：心室細動　VT：心室頻拍　Asystole：心静止　PEA：無脈性電気活動　DC：電気的除細動

どの薬剤をどのくらいの量を使うかは施設によって違います。所属する施設のプロトコールを確認しておきましょう。

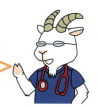

3. 実践！ 心室からの速い脈での報告

心室細動を止めるために、電気的除細動（DC）を行う必要があります。

● 電気的除細動（DC）の意義

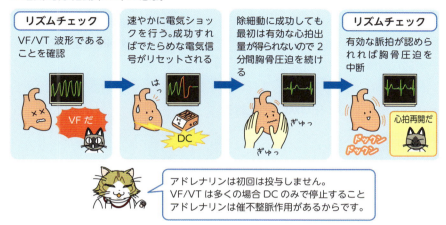

電気的除細動は有効な治療の1つですが、それでも**停止しないときにはアドレナリンの投与**や抗不整脈薬である**アミオダロンやリドカインを投与**しつつ、**電気的除細動を繰り返します**。

● 薬剤投与の意義

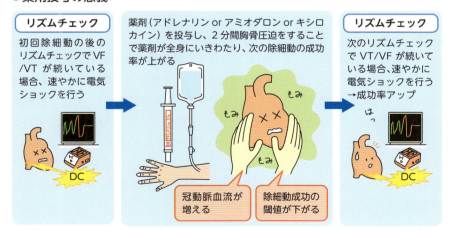

65

原因によっては**冠動脈カテーテル造影や治療が必要**なため、準備も行います。必要に応じては、**体外式膜型人工心肺（ECMO）を導入する**こともあります。ECMOは遠心ポンプを使用して、右心房から血液を引き込み、人工肺を通して酸素化された血液を、大腿動脈から体内へ返します。**心肺停止状態であっても脳や各臓器に血流を届ける**ことができますが、**心機能が改善や安定するまでの一時的な治療**となります。

● 体外式模型人工肺（ECMO）の仕組み

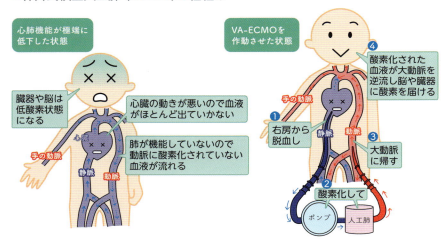

除細動器での注意点

　この治療方法は**強い電気を一瞬流すことで心臓の異常な興奮（細動）をリセット**します。刺激を流す（通電）するときには、**必ず患者さんの身体に医療者が接触していないかを確認**することも重要ですが、「非同期モード」の設定も重要です。除細動器の「同期モード」では、QRS波を認識してそのタイミングで通電を行います。これは、T波が出ているタイミングで通電が行われると、かえって心室細動を誘発してしまうためです。しかしながら、**心室細動ではQRS-T波も認めていないので同期する必要はなく**、むしろ「同期モード」ではQRS波を認識しないので通電できないことがあります。

3. 実践！ 心室からの速い脈での報告

● 心室頻拍 (VT) の場合

① 除細動器の 3 点リードまたはパッドを貼りつける
② 同期ボタンを押す (AED の場合は自動で同期される)
③ 充電しショックボタンを押すと QRS 波に同期して通電が行われるため、R on T になる心配がない

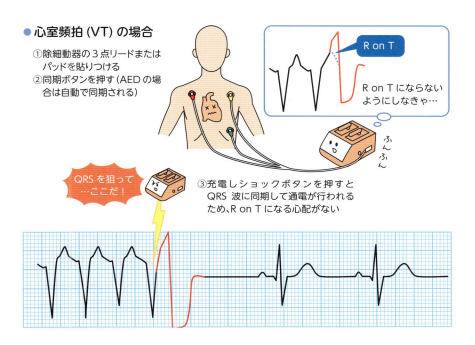

● 心室細動 (VF) の場合

① でたらめでバラバラな QRS 波が出現しており同期モードにする必要はない (3 点リードも必要ない)
② 逆に同期ボタンを押しているとショックが行われないことがあるので、「同期モードになっていない」ことを確認する
③ 充電しショックボタンを押すとそのタイミングで通電される (QRS 波には同期されない)

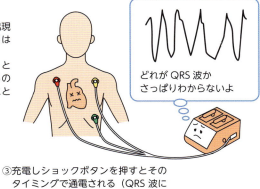
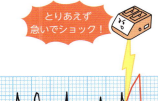

3. 実践！ 心室からの速い脈での報告

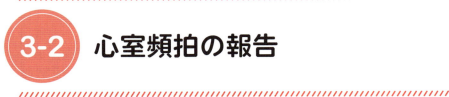

3-2 心室頻拍の報告

症例提示 　**56歳　男性**　陳旧性心筋梗塞と心不全で入院中であり、心不全は酸素投与なく心臓リハビリを継続している。安静度も病棟内フリーまで拡大して、安定傾向にあった入院5日目。この2日間は下痢を認めていた。

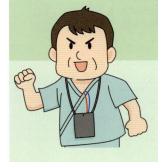

既往歴　陳旧性心筋梗塞、高血圧症、脂質異常症
内服歴　抗血小板薬、プロトンポンプ阻害薬（PPI）、降圧薬、スタチン製剤
心機能所見　左室駆出率（EF）48％、前壁が低収縮、明らかな弁膜症なし

時間帯　日勤帯・10時の波形

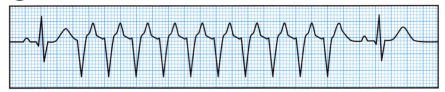

Hさんのモニター波形でアラームが鳴っていて、**心室性期外収縮（PVC）が10回連続**で出ているな。**訪室して症状も確認**しておこうかな。

Hさん、いま不整脈が出ていたみたいですが、何か症状とかありましたか??

3. 実践！ 心室からの速い脈での報告

横になっていて特に何もなかったよ。

そうですか！ よかったです。
(先生に報告だけしておこうっと)

先生、いま報告よろしいでしょうか？ 心不全で入院中のHさんですが、**PVCが10連**出ていました。ご本人は**症状は何もない**と言っており、**血圧も現在は110mmHg**で保たれていました。5連以上で医師への報告指示だったので、報告させてもらいました。

報告ありがとうございます。**症状もないようでしたら経過観察し**ておいてください。

30分後…… ドスンと音がして訪室すると座り込んでいるHさんを発見

トイレに行こうと思ったらふらっとして……、**つまずいちゃったかな。**

Hさん、大丈夫ですか？ **つまずいたならよかった**ですが、無理しないでくださいね。

Hさん大丈夫だった？ モニターでついさっき**12連の心室頻拍(VT)を認めていた**けど、何か症状とかなかった？？

あっ、そうなんですね。少しふらついてつまずいたって言っていましたよ。10連で報告して様子見って言われたので、**そのままでもいいと思います。**

ダメよ。それは、すぐに医師へ報告しておかないと。最近下痢もしていたようだけど、脱水とか電解質は大丈夫そうだった？？

69

わかりました。確認して報告しておきますね。(**さっき様子見って言われたけど、、先輩は何を心配してるんだろう**)

● ヤギ先生から一言

陳旧性心筋梗塞の既往があり、**症状のある（有症候性の）心室頻拍を発症した症例**でした。初回の心室頻拍時には、**ベッドで横になっていたので本人も無症状**でしたが、2回目には起きているときに心拍出量の低下から、**脳血流低下で一過性意識消失発作**を認めていました。

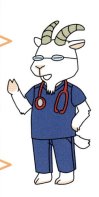

とっさの出来事であったので、**本人はつまずいたと言っていました**がそのときの**モニター心電図を見直す**ことや心室頻拍が起きていたことは重要な所見です。**医師へ緊急で報告が必要である**ことと**患者さんの安全確保も重要**です。先輩との対応をみてみましょう！

📎 理想の報告

Hさん転倒後の対応

先ほどHさんがふらついて倒れたようですが、どこも打ったりはしていないようです。**30分くらい前に心室頻拍(VT)が10連**出ていてそのときは症状はなかったのですが、モニターは異常波形など出ていなかったですか？

ありがとう。ちょうどHさんのモニターで12連のVTが出ていたので、行ってもらおうとしていたところでした。**転倒だけでなくてVTからの意識消失の可能性**もあるね。Hさんには**ベッドに横になってもらい**つつ、先生に報告しておいて。**電解質の影響もある**かもしれないので、**2日前から下痢**が出ていることも報告しておいてもらっていい？
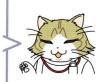

わかりました！

70

3. 実践！　心室からの速い脈での報告

先生、2階病棟のNsです。**心筋梗塞の既往があり心不全にて入院**しているHさんについて報告です。**30分前にも10連のVT**が出ていると報告させてもらいましたが、**そのときは横になっていて無症状**でした。先ほど、再度12連のVTが出て、その際には本人はつまずいたと言っていますが、**ふらつきから転倒されている**ようです❶。VTからの意識消失の可能性も考えて、患者さんにはベッドで横になっていてもらっていて❷、いまは意識もはっきりしており血圧や酸素化も保たれています❸。**2日前から下痢**などもしているようで、**採血とルート確保などしておいたほうがいいですか**❹？

ポイント1
前回は症状なし（無症候性）のVTであったが、今回は症状あり（有症候性）のVTであることを報告できている！

ポイント2
VT再発から意識消失による転倒のリスクを考慮して安静度をベッド上に切り替えている！

ポイント3
VTの原因となりうる患者さんの状態を報告できている！（心筋梗塞後や下痢の症状）

ポイント4
急変や再発のリスクを把握して、採血やルート確保の提案ができている！

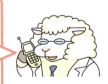

そうですね。先ほど報告してもらったときも一過性意識消失していたのかもね。下痢もしているようなら**カリウム(K)値もみておきたい**ところだし、薬剤投与ルートも確保しておきたいところなので、採血とルート確保してもらって、患者さんには**しばらく床上安静の指示に変更**しておいてください。私も波形も含めて病棟にいきますね。

その後の採血上では低カリウム血症を認めており、カリウム入りの点滴の追加と少量のアミオダロンの追加投薬となった。

● ヤギ先生から一言

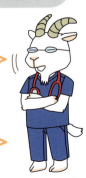

心室頻拍（VT）は危険で**緊急性のある不整脈の1つ**です。心筋梗塞や心筋症の既往がある患者さんで発症することが多いですが、**5連前後では無症状で経過観察のみ**を指示されることも多いです。

意識消失やショックの状態、心室細動（VF）に移行することもあるので、患者さんの症状をしっかりと聴取する必要があります。どのような状況で報告や介入が必要であるかを学んでいきましょう。

71

病態解説

心室頻拍の基本

　心室頻拍（VT）は文字どおり、**心室の興奮が頻回**になってしまっている状態です。心筋梗塞や心筋症などで壊死や線維化した心筋のまわりを**グルグル回る心室でのリエントリー回路**が影響していることが多いです。これに対して、**異常な興奮が心室側から自発的に頻回に起こること**もあります。

　幅の広い**QRS波が3連発以上継続する**ことが特徴であり、**連続数が多くなる、脈拍が速くなるほど重症**で意識消失やショックになる可能性が高いです。

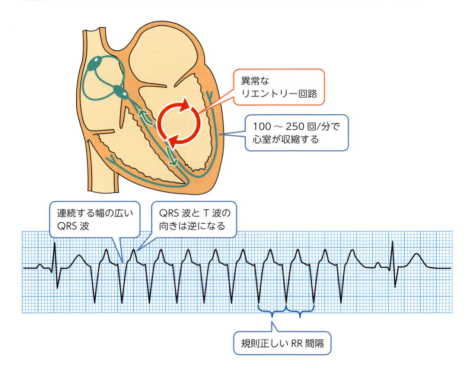

3. 実践！　心室からの速い脈での報告

● 心室頻拍の分類

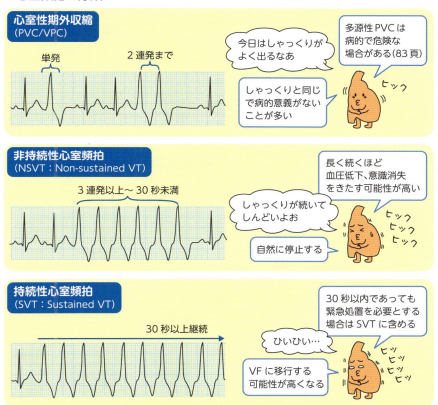

報告時には、**大体でもいいので継続していた時間（何秒）や連続した数（何連）**とともに**何か症状があったか**をしっかり把握しましょう。
非持続性心室頻拍（NSVT）だから安心ではなくて、短い持続時間でも基本となる心機能（低心機能には注意）や脈拍の速さで症状が強く出ることがあります。反対に1時間以上持続していても動悸の症状のみで受診する患者さんもいます。

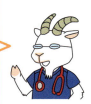

心室頻拍への発見時対応

心室頻拍（VT）は心室細動（VF）の次に危険な不整脈です。特に**低心機能や血圧低下（ショック）の症状**を認める患者さんには**少しでも早く対応をすること**が重要です。心室細動の場合と同様に、すぐにベッドサイドへ向かい、患者さんの**意識状態などを確認するとともに救急蘇生を行う可能性**があるため、**まわりのスタッフにも声をかけて**、現場に向かう必要があります。

意識がなく、脈拍触知ができない場合は、**脈なしVT（pulseless VT）**ともよばれます。重要なのは**ABCDEとして順に確認**していくことです。意識があり、血行動態がある程度保たれている場合は、**脈ありVT**とよばれますが、この際の評価も**繰り返してABCDE**の順に行います。

●急変時の評価

A　Airway 気道

- 気道狭窄音
- 陥没呼吸
- 気道異物の有無

会話や発語があれば気道は確保できていると判断できます。

B　Breathing 呼吸
- 呼吸数　- 呼吸音
- SpO₂数値
- 努力呼吸か
- 換気量

呼吸数と同時に努力呼吸などの呼吸様式の確認も重要です。

C　Circulation 循環

- 皮膚色調　- チアノーゼ
- 血圧　- 脈拍数・リズム
- 毛細血管再充満時間（CRT）

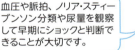
血圧や脈拍、ノリア・スティーブンソン分類や尿量を観察して早期にショックと判断できることが大切です。

D　Disability 意識・神経

- JCS(Japan Coma Scale)
- GCS(Glasgow Coma Scale)
- 対光反射　- 麻痺
- 血糖値

スタッフが統一された意識レベル評価を行い、交代しても実行できることが重要です。

E　Exposure 全身観察

- 体温　- 出血
- 外傷
- 腹部膨満

集中治療では低体温や外傷になることはほとんどありませんが、穿刺部からの出血や腹腔内出血、腸管虚血の可能性もあります。

● 脈ありVTと脈なしVT

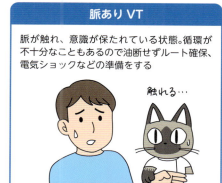

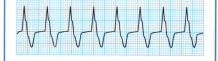

循環が保たれているときの心室頻拍への治療

　心室頻拍（VT）でも脈拍が**触知できない場合**は、心室細動の場合に準じて**胸骨圧迫などの蘇生行為や電気的除細動が必要**になります。**意識があり、比較的循環が保たれているときには抗不整脈薬による薬物療法や一時ペーシング（抗頻拍ペーシング）**などを行うこともあります。

　薬物療法には、βブロッカーやCaブロッカー、リドカイン、アミオダロンを投与することがありますが、**原因となるVTによって用いる薬剤が異なる**ため注意が必要です。QT延長症候群などでは徐脈や期外収縮などからのVT自体を発生させないように、**抗頻拍**ペーシングは一時的ペースメーカーを留置して**通常のペーシングより速く刺激**することで抑えます。

● 心室頻脈の治療

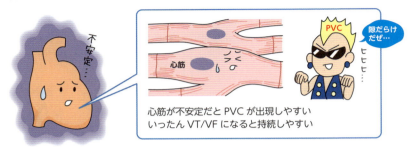

心筋が不安定だと PVC が出現しやすい
いったん VT/VF になると持続しやすい

治療

K・Mg の投与

カリウムやマグネシウムを投与し血清濃度を高めに保つと、PVC が出現しにくくなり、心筋細胞も安定する

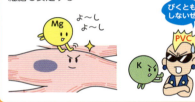

抗不整脈薬の投与

病態にあわせた抗不整脈薬を使用することで心室性不整脈を抑えることができる

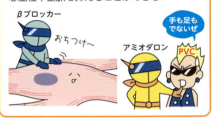

ペーシング

自己脈より速くペーシングすることで PVC が発生しづらくなる。また頻脈にすることで R on T にもなりにくくなる（89 頁）

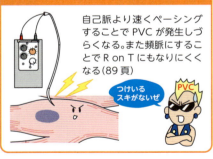

鎮静

鎮静・鎮痛で交感神経を抑えることで心室性不整脈が起こりにくくなる。挿管して全身麻酔をする場合もある

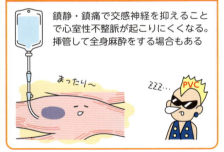

●抗頻拍ペーシングのしくみ

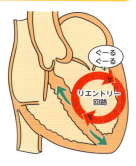

心室頻拍の状態

心室のリエントリー回路で興奮が
回り続けており、心室頻拍が持続している

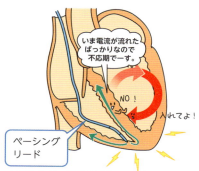

ペーシングを行った状態

リエントリー回路より速いレートで
ペーシングを行うと、リエントリーの興奮が
心筋の不応期にぶつかり、リエントリーが停止する

コラム❷ 急変時対応で重要なこと

　急変時の対応は経験が少ないと頭の中が真っ白になってしまい、何をしていいのかわからないまま対応が終わってしまう…ということがあります。場面はさまざまですが、実は行うことやできることは限られています。限られたことしかできないので単純対応と割り切ってしまうと、案外落ち着いて対応できます。心室細動の対応の部分（62頁）で解説していますが、人数を集めることと、何よりもしっかりとしたリーダーが存在することが重要です。リーダーは全体を見渡して、必ず個々がリーダーに情報を集めつつ対応します。その場のリーダーは一人の医師ですが、医師が来るまではナースが行うことや、まわりで動く看護師のリーダー（記録など）も必要です。この二人以外のリーダーがいると逆に混乱してしまうので、まずははっきりとリーダーを決めて全員が認識して急変時対応を行いましょう！

3．実践！　心室からの速い脈での報告

3-3 心室性期外収縮の報告

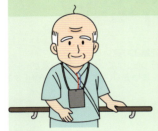

症例提示　**75歳　男性**　急性心筋梗塞で入院中であり、左前下行枝へPCI（カテーテル治療）後で5日目。急性心筋梗塞後のパスに準じて200メートル歩行をしている最中での報告。

既往歴　高血圧症、脂質異常症、糖尿病

内服歴　抗血小板薬、プロトンポンプ阻害薬（PPI）、降圧薬、スタチン製剤、経口糖尿病薬

心機能所見　左室駆出率（EF）32％、全周性に低収縮・前壁は無収縮、明らかな弁膜症なし

 時間帯　日勤帯・14時の波形

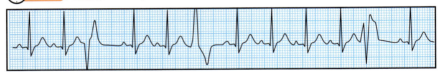

Iさんの200メートル歩行のリハビリも終わって、**少し動悸とふらつきを認めていたみたいだけど**、終了後の12誘導心電図では問題なさそうだな。

モニター波形でアラームが鳴っていて、**心室性期外収縮（PVC）が散発していた**みたいだけど、**期外収縮は問題ない場合がほとんど**だって教わったし、終了後の**12誘導心電図だけみて確認してもらおう**。

3. 実践！ 心室からの速い脈での報告

先生、心筋梗塞後のIさんの200メートル歩行が終わりました。こちらが終了後の12誘導心電図になります。特に**200メートル歩行前と変わりなさそう**ですが、確認してもらっていいですか？ **モニターでは心室性期外収縮が5回**ほど出ていた程度でした。

ありがとう。12誘導心電図はたしかに変わりないね。明日から病棟内フリーとして**安静度を上げておいてね。**

翌日の日中……モニター波形にて**心室頻拍（VT）の10連と気分不良あり**

Iさん大丈夫ですか？ 今日から病棟内フリーの安静度だったのにまた、先生に報告しないと！

期外収縮は問題ないと思ったのに、昨日の200メートル歩行で何か問題とか報告すべきことがあったのかな、、

● ヤギ先生から一言

急性心筋梗塞の治療後であり、**多源性心室性期外収縮を認めていた症例**でした。たしかに**心室性期外収縮は問題となることが少ない不整脈の1つ**ですが、**状況やその頻度・タイミングによって気をつけなければいけない危険な場合**もあります。

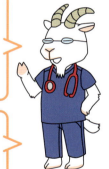

モニター心電図では心室性期外収縮の**QRS波で異なる波形が散発**していて、**心室の興奮が心筋梗塞後で不安定さを示している**ものでした。先輩への相談後の対応をみてみましょう！

 理想の報告

Iさん200メートル負荷後の報告

先輩、心筋梗塞後のIさんの200メートル負荷が終わったのですが、**負荷中に脈拍の上り方も昨日よりも大きく、少しふらつきと動悸も認めていました**。負荷後の12誘導心電図は症状も落ち着いていて、負荷前と変わりがなさそうですが、一緒に**負荷中のモニター心電図**をみてもらってもいいですか？

79

わかりました。動悸症状とふらつきも認めていたのなら、報告前に一度モニター心電図もみておきましょう。たしかに**負荷の強さのわりには120回/分の頻脈傾向**で、期外収縮（PVC）も連発はしていないけど、少なくとも**異なる3種類のQRS波**が出ているわね。負荷後の12誘導の報告だけでなくて、**症状と多源性PVCに関しても報告**しておいてもらっていい？

わかりました。報告前に相談してみてよかったです。

先生、2階病棟のNsです。**急性心筋梗塞後で5日目に200メートル歩行負荷**をしたNさんについて報告です❶。昨日の50メートル負荷のときは特に症状や不整脈も出ていなかったのですが、今日の負荷中には**脈拍が洞調律の120回/分に上がっていて、動悸とふらつきの症状もありました❷**。負荷後は症状も脈拍も戻っていて12誘導心電図も負荷前と変化はなさそうでした。ただ、負荷中のモニター心電図を振り返ると、**QRS波の形の違う心室性期外収縮を認め、連発はしていないものの、5拍に一度程度でした❸。モニター心電図の波形も含めて一度診**ていただいて、**安静度の指示も含めてお願い**してもいいですか？❹

ポイント1
リスクの高い患者さんの負荷中の症状からモニター心電図を確認している！

ポイント2
昨日との負荷中の心拍数や期外収縮の違いを報告できている！

ポイント3
多源性心室性期外収縮の危険度が高いことを認識して報告できている！

ポイント4
危険度が高いことから、安静度の指示や対応方法を聞くことができている！

わかりました。確認しに行きますね。

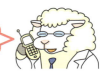

負荷後の心電図はST変化もないし、大きな問題はなさそうだね。たしかに本人の症状と心拍数の上がり方、**多源性心室性期外収縮も出ている**から、**慎重に負荷を上げていかない**といけなそうだね。**安静度は現在のままにしておいて**、明日からは**理学療法士（PT）とモニター監視下でもう一度リハビリ**をしていこうか。血圧は保たれているので、**βブロッカーも少量増量**しておくね。負荷中のモニター心電図と多源性心室性期外収縮まで報告してくれてありがとう。

● ヤギ先生から一言

心室性期外収縮（PVC）は健常な人でも認めている不整脈ですが、心疾患の患者さんでは**危険なサインとなることもあります**。多源性心室性期外収縮も1つですが、**連発やR on T型の心室性期外収縮**などもあります。事前にどのようなリスクがあるかを知っていることで、報告や対応が変わるので学んでいきましょう。

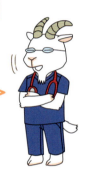

病態解説

心室性期外収縮(PVC)の基本

心室性期外収縮（PVC）は、**正常な洞調律よりもタイミングが速く心室から発生する異常な興奮**のことです。**健常人でも認める**ことがありますが、心疾患がある場合で特に心筋梗塞後や重篤な不整脈後の急性期には、危険な不整脈へ移行することもあり注意が必要です。

幅の広いQRS波が3連発以上継続すると**非持続性心室頻拍（non-sustained VT：NSVT）**とよばれるようになり、連続が長くなる、脈拍が速くなるほど重症で意識消失やショックになる可能性が高くなります。

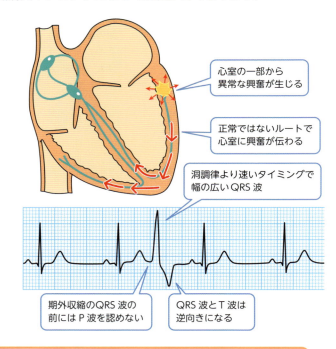

ちなみに**上室性期外収縮（PAC）**は、**心房（心室の上の部屋という意味で上室）からの正常脈よりタイミングが早く発生する異常な興奮**です。心室には、房室結節を通じて正常に伝わります。動悸を認める方もいますが、健常人にも認められ、特に**対処療法や報告も不要**なことがほとんどです。

注意する心室性期外収縮(PVC) 〜いろいろな形のPVC〜

基本的に1回のみで、時々しか出現せず、QRS波の形も同一である期外収縮では心配はいりません。

では、**注意して報告すべき心室性期外収縮（PVC）**とはどのようなものでしょうか？

大きく分けて、次の2つが重要です。

・期外収縮が連続して起こる数や形
・期外収縮が起こるタイミング（詳細は「注意する心室性期外収縮（PVC）〜 R on T」、89頁参照）

1つ目の数や形に関しては**単純に2連発より3連発に注意が必要**であり、**3連発以上であれば定義上は心室頻拍**になります。起こるタイミングや**頻度が増えてきたときはさらに注意深い観察**が必要です。形に関しては、今回の症例のように同じ形のQRS波だけではなく、**いろいろな形のQRS波を認めるときも心室の心筋の不安定**さをあらわしていて注意が必要です。**多源性心室性期外収縮**とよばれます。

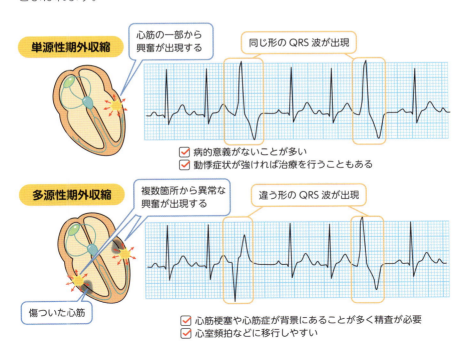

心配のいらないPVCの特徴	要注意なPVCの特徴
①単発　1回だけ ②散発　時々しか出現しない ③単源性　QRS波が1種類	①連発　連続する ②多発　出現頻度が多い ③多源性　QRS波が複数種類 ④T波上に出現＝R on T（89頁参照） ⑤基礎疾患あり（心筋梗塞、心筋炎、心筋症）

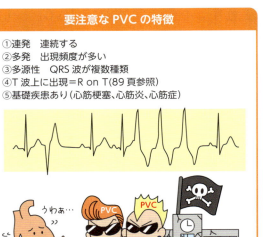

変わってるけど
時々出てくるだけで
悪い人じゃないな
うまく付き合っていけそう

群れてるし、色んな顔つきの怖い人がいるし、
出てくるタイミングも悪いし、背景も荒れているし…
悪いことが起こりそう…

心室性期外収縮（PVC）の治療

　背景の疾患や自覚症状がない健常人でもPVCは認めており、この場合は治療の必要はありません。**治療の必要がないことがほとんどですが、心疾患の既往があるときや急性期で心筋の状態が不安定なときは抗不整脈薬による治療の必要**があります。主には交感神経系を抑えるβブロッカー、心臓の異常な興奮を抑えるCaブロッカーやリドカイン、ピルシカイニド、アミオダロンなどを使用しますが、**背景の心機能やQT時間を考慮**して慎重に行います。

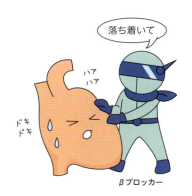

3. 実践！ 心室からの速い脈での報告

3-4 特殊で危険な期外収縮の報告！

| 症例提示 | **24歳 女性** | ここ最近は仕事でストレスを感じることが多く、突然の動悸とともに眼前暗黒感を認めたため、救急受診となった。心電図上ではQT時間の延長を認めており、経過観察目的に入院加療となっていた。 |

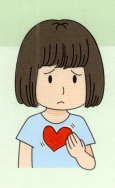

既往歴	特記なし。入職時の健康診断で心電図異常を指摘されていたが精査はしていない。母親が不整脈で40歳のときに植込み型除細動器（ICD）が留置されている
内服歴	なし
心機能所見	左室駆出率（EF）65％、壁運動異常なし、明らかな弁膜症なし

🕐 **時間帯** 準夜帯・19時の波形・当直医への報告

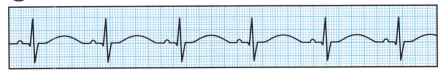

 Jさんの脈拍は**徐脈傾向だけど洞調律で症状もないし、先生からも経過観察でいいって言われていたね。**

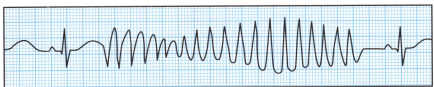

85

あれ、**心室性期外収縮が出た後に心室頻拍の波形**が4秒ほど出ているな。本人の症状も聞いてみておこう。

先生、**動悸で本日の午前中に入院**となったJさんの報告です。日中からはモニター心電図での経過観察と指示されていましたが、先ほど**4秒程度の心室頻拍**が出ていました。Jさんの症状はふらつきを認めたようですが失神などはなく、**自然停止して現在は症状もありません**。血圧も120mmHgで安定しています。

わかりました。4秒も継続している心室頻拍なら**ビソノテープ®（βブロッカー貼付薬）を追加投与**しておくね。

翌日の明け方……　モニター波形にてVT波形があり訪室したところ、Jさんが意識を失っていた。20秒ほどでVTは停止し意識は回復した。

Jさん！ 大丈夫ですか？

昨晩は、4秒程度の心室頻拍で**先生にも対応してもらったのに**何が悪かったんだろう、、

● ヤギ先生から一言

先天性（遺伝性）QT延長症候群の背景での**R on T（心室の興奮であるR波が心室の興奮の回復期であるT波のときに起こる）からの心室頻拍（トルサード・ド・ポアント）の症例**でした。
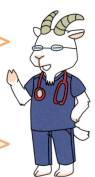

特殊な状態ですが**非常に危険な不整脈の1つ**です。今回の症例は短時間で自然に戻る状況でしたが、自然に復帰しないときは心室細動や心停止の状態にもなります。**徐脈で起こりやすくなる**ため、βブロッカーなどの投薬は慎重になる必要がありました。先輩ナースへの相談後の対応をみてみましょう！

3. 実践！ 心室からの速い脈での報告

📎 理想の報告

Jさんのモニター心電図だけど、**短時間の心室頻拍**が出ているね。お母様も植込み型除細動器を入れているし、**QT時間の延長もある**ようだから、入院のきっかけと症状、いまの徐脈の状態も含めて先生に報告しておいてね。

わかりました。さっきは4秒の持続でふらつきの症状でしたが、報告させてもらいます。

先生、2階病棟のNsです。本日の午前中に**動悸と眼前暗黒感の症状で入院**したJさんについて報告です。先ほど、**4秒継続する心室頻拍がモニター**で出ていて、**動悸とふらつきの症状**もありました❶。自然に洞調律へ復帰していますが、心拍数は55回/分で**徐脈傾向**で変わりありません。**入院時にQT延長も認めている**ようで、**T波の近くで心室性期外収縮（PVC）の単発も認め**ていて、始まりは**R on Tのよう**にもみえました❷❸。入院してから初めての心室頻拍ですがモニター心電図の波形も含めて**一度診ていただきたいです**❹。何か投薬や処置が必要でしょうか？

ポイント1
心室頻拍の持続時間と症状、入院してからの頻度を報告できている！

ポイント2
心室頻拍の原因がR on Tである可能性を報告できている！

ポイント3
徐脈がR on Tのリスクを上げることを理解している！

ポイント4
危険性が高いことから、処置や対応方法を聞き出すことができている！

QT延長でのR on Tからの心室頻拍かもしれないのですね。病棟に行きます。

87

たしかに**QT延長も認めていて、徐脈傾向**もあるね。これ以上徐脈にしたくはないのでいまのβブロッカーや抗不整脈薬の投与はよくないね。自然停止しているし、すぐには一時ペーシングは必要なさそうだけど、念のため、**採血で電解質だけ確認**させてもらいます。今夜は**除細動器も必要なときには使用できるように準備**をしておいてください。

● ヤギ先生から一言

R on T型の期外収縮は非常に危険なサインです。遺伝性だけでなく、投薬による影響（薬剤性）や電解質異常、心筋梗塞後（心筋虚血）などの影響で徐脈からさらに**QT時間の延長でリスクが上がる**場合があります。QT延長や徐脈の原因を治療することが優先されますが、**緊急での処置や投薬が必要な場合もある**ので学んでいきましょう。

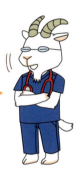

病態解説

特殊な心室頻拍（トルサード・ド・ポアント：torsade de pointes：TdP）

　心室頻拍の中でも特徴的なものに、**トルサード・ド・ポアント**とよばれる**多型性心室頻拍**があります。通常の心室頻拍は**単型性心室頻拍**であり、**同じ形のQRS波が連発**します。**多型性心室頻拍**になると、**1拍ごとに異なった形のQRS波**を認めて、まるで捻じれるように変化をします。薬剤性や遺伝性でQT時間の延長している場合に多く認められ、**全体の10％程度が心室細動に移り、突然死**することもあります。**数秒以内に自然に停止することもあります**が、それ以上継続する場合は意識消失やショックの症状をきたします。

● トルサード・ド・ポアントの波形

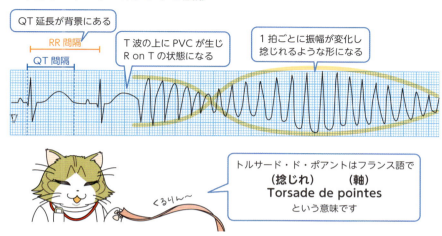

注意する心室性期外収縮（PVC） 〜 R on T 〜

前項（83頁）からの2つ目の注意すべき心室性期外収縮が起こるタイミングですが、有名なのは**R on T型**とよばれるものです。Rに関してはQRS波のちょうど頂点をあらわしていて心室の興奮です。TはQRS波の後の心筋の興奮がもとに戻っている（脱分極）ときのT波をあらわしています。**T波の上にR波（QRS波）が刺激**されると、**心室細動（やトルサード・ド・ポアント）に移行する可能性**があります。

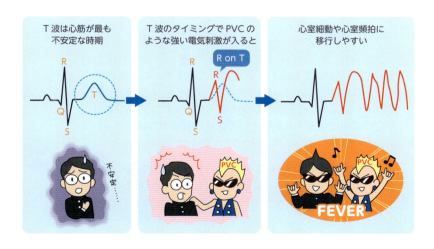

QT時間延長の目安

QT時間は心室の興奮であるQRS波の開始から、心室の興奮が回復する（再分極）をするT波が終了するまでの時間です。**QT間隔**は心拍数によって変化をするもので、**徐脈になると長くなり、頻脈になると短くなります**。実際の臨床場面では、**RR間隔（QRS波の頂点の間）の半分よりもT波が長ければQT時間延長の可能性が高い**と判断することもあります。

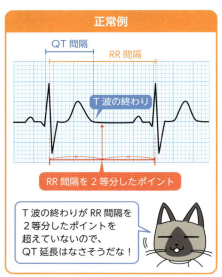

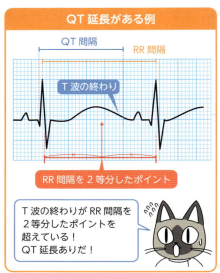

● ヤギ先生から一言

実際のQT時間に対して、心拍数を考慮して直したもので補正QT時間（QTc）という指標もあります。これはどんな心拍数でも60回/分の心拍数に変換したときのQT時間を意味していますが、実臨床で計算するのは難しいのでQT延長はモニター心電図において**RR間隔の半分よりも右という大体の認識でOK**です。

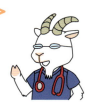

計算式：QTc＝QT時間（秒）/√RR時間（秒）
計算式はありますが、**覚えなくてもよい**ですよ。

3. 実践！ 心室からの速い脈での報告

QT延長やトルサード・ド・ポアントに対する治療

遺伝的に問題がある場合（QT延長症候群）や薬剤性、電解質異常、徐脈などが原因としてあり、これらの**原因の治療が必要**になることもあります 。

表　QT延長の原因（または増悪要因）と治療

先天性

解説	治療
原因遺伝子により疫学、予後、治療が異なる。	✓ ICD　✓恒久ペースメーカー ✓遺伝タイプに応じた抗不整脈薬 ✓増悪要因の予防（下記参照） ✓生活指導（運動制限など）

後天性

薬剤性 	（一部の） ・抗不整脈薬（Kチャネル遮断薬など） ・抗菌薬（マクロライド系など） ・抗真菌薬 ・抗アレルギー薬 ・抗精神病薬 ・三環系抗うつ薬 ・抗癌剤	✓原因薬物の中止 ✓薬剤の影響が抜けるまでは一時ペーシングや電解質補正で乗り切る
徐脈 	・房室ブロック ・洞不全症候群	✓ペーシング ✓イソプロテレノール投与
電解質異常 	・低カリウム血症 ・低マグネシウム血症 ・低カルシウム血症	✓電解質補正
器質的心疾患 	・心筋梗塞　・心筋炎 ・心筋症（たこつぼ心筋症）　など	✓心筋梗塞に対してはPCI ✓急性期を過ぎるまで一時ペーシングや電解質補正で乗り切る
脳血管疾患	・くも膜下出血 ・脳梗塞 ・脳出血	✓原疾患の治療
その他	・神経性食思不振症 ・甲状腺機能低下症 ・女性　・高齢	✓原疾患の治療

91

QT延長に対するペーシングの効果

　抗頻拍ペーシングの治療（75頁）と同様ですが、**徐脈を無理やり頻脈**にすることで、**幅の広いT波への心室性期外収縮（PVC）による刺激を出させない**ようにしてしまいます。薬剤でのコントロールも1つですが、効果が不安定であることが多いので、一時ペーシングなどで治療を行うことが多いです。

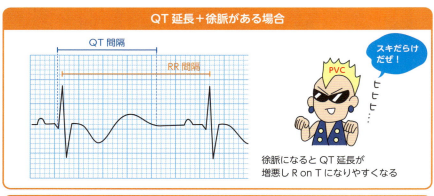

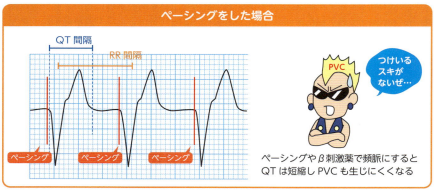

植込み型除細動器（ICD）とは

　植込み型除細動器（implantable cardioverter defibrillator：ICD）とは、原疾患の治療や薬剤、**誘因を除いても心室細動や脈なし心室頻拍（VT）による致死的不整脈が起こる患者さんへの最終手段**です。通常の植込み型ペースメーカーのようにリードと本体から構成されています。本体はペースメーカーより少し大きい程度です。ペースメーカー本体であらかじめ設定しておいた脈拍数になると、自動で機械が判断して、**抗頻拍ペーシングや電気ショック（除細動）**を

行います。設定が合わないと意識がある状態で電気ショックが行われることもあり注意が必要です。

● ICDの機能

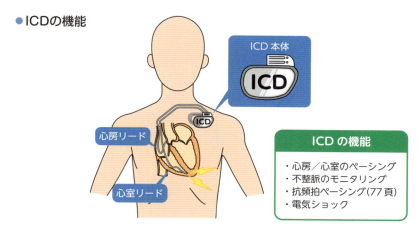

ICDが作動するときには実際にはすぐに電気ショックを行うのでなく、第1段階として抗頻拍ペーシングが行われます。その時点で心室頻拍が停止すれば電気ショックは行われませんが、無効であると認識されると第2段階として電気ショックが行われます。

● ICD作動の実際の様子

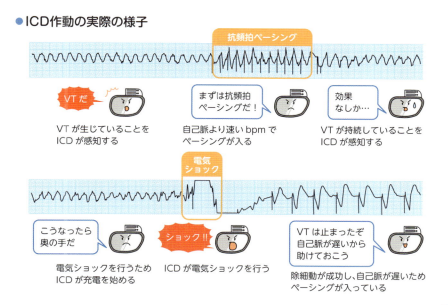

4章

実践！
遅い脈での報告

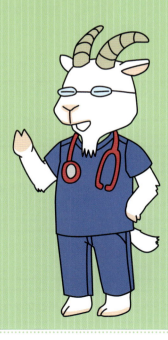

4. 実践！ 遅い脈での報告

4-1 洞不全症候群の報告

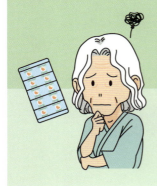

症例提示 **84歳 女性**

日中に動悸を認めるとのことで、かかりつけ医にてβブロッカー（ビソプロロール）の処方が2カ月前から開始されていた。動悸の頻度は減少したが、2週間前から脈が40回/分台を認めて、ふらつきの症状があるため入院にて精査を行う方針となっていた。

既往歴 期外収縮
内服歴 βブロッカー（ビソプロロール）
心機能所見 左室駆出率（EF）60％、壁運動低下なし、明らかな弁膜症なし

時間帯 準夜帯・19時の波形

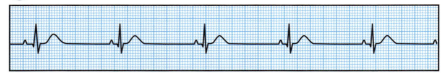

 Kさんのモニター波形は**心拍数48回/分でちょっと遅め**だ。50回/分以下なのでアラームが鳴っているな。

 Kさん、脈が少しゆっくりになっていたみたいですが、何か症状とかありましたか？

テレビを見ていたけど**何も感じなかったわ。**

4．実践！　遅い脈での報告

そうですか！
（医師指示では**50回/分以下でドクターコール**となっていたし、報告はしておこう）

先生、いま報告よろしいでしょうか？　**徐脈の精査**で入院中のKさんですが、モニター心電図で48回/分の徐脈を認めていました。ご本人の**症状は何もない**と言っており、**50回/分以下で医師への報告の指示**だったので、報告させてもらいました。どうしましょう？

ありがとうございます。えっと、Kさんの徐脈は**P波はありますか？**日中はどうなっていましたか？？

あっ、すみません。**P波はあって洞調律です。日中も50回/分前半**で脈拍は経過していたようです。

わかりました。ふらつきなど症状が出るときや、さらに徐脈になったときには報告してください。

その後も心電図モニターアラームは徐脈にて鳴り続けてしまう…

アラームずっと鳴ってるけど、徐脈が悪化しているわけじゃないし。様子見でいっかあ。うーん…。

● **ヤギ先生から一言**
動悸の症状に対して脈拍を抑制する**βブロッカーの影響で洞性徐脈**になっていた症例でした。この患者さんのふらつきが生じているときは30回/分台などもっと脈が遅かった可能性がありますね。

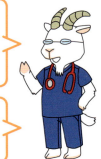

心電図モニターアラームは50回/分以下の設定になっており、このまま**アラームの消音を一晩中継続しなくてはいけないのでしょうか**。先輩ナースとの相談したあとの対応をみてみましょう！

97

理想の報告

徐脈でのアラームの報告とKさんの症状とバイタルの確認まで行ってくれてありがとう。**洞性徐脈で日中から50回/分前半である**なら、**40回/分後半くらいでは症状も出ないで安定している**可能性が高いわね。まだ、早い時間だし一応先生に**夜間の対応確認も含めて、報告**しておいてもらっていい？

わかりました！

先生、2階病棟のNsです。**徐脈の精査目的で入院**しているKさんですが、**医師指示で50回/分以下で報告**となっていて、15分ほど前から**洞性徐脈で48回/分を認めています。K**さんは**症状もありません❶。日中も50回/分前半の洞性徐脈を認めていて❷、入院後からは内服していたβブロッカーは中止**されています❸。**夜間にも睡眠中などもう少し下がる可能性もあると思うのですが、症状がなければ経過観察でよろしいでしょうか？ 脈拍はどれくらいまで経過をみていてもいいですか？**❹

ポイント1
症状なしの徐脈で、洞性徐脈であることを報告できている！

ポイント2
日中から洞性徐脈傾向であったことを報告できている！

ポイント3
洞性徐脈の原因と考えられる内服の経過と入院後の対応（薬剤の中止）も報告できている！

ポイント4
入眠後など今後の対応と報告すべき場合の指示を引き出している！

4．実践！　遅い脈での報告

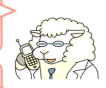

ありがとう。日中もその程度の脈拍の洞調律で症状もなければ、問題はなさそうだね。たしかに入眠するともう少し徐脈になってくる可能性もあるから、**40回/分以下のときや、ふらつきや眼前暗黒感などの症状**があれば、また報告してもらっていいですか？

40回/分以下でも持続時間が短いときや、寝ていて症状がなければ夜間は特に何もせず経過をみてもらっていいからね。心電図の**モニターアラームの下限値も40回/分まで下げておいても大丈夫**ですよ。

入眠後は42回/分まで徐脈を認めるも、Kさんの症状もなく良好な睡眠を得て朝を迎えた。また、βブロッカーの中止で脈拍も日中・夜間問わず60回/分以下になることなく退院となった。

● ヤギ先生から一言

洞不全症候群は**洞結節（心房の司令塔）からの興奮がうまく機能しない状況**で、ふらつきやなんらかの症状がある状態です。今回は**薬剤（βブロッカー）で徐脈傾向**となり、入院後の心拍数では特に症状も認めず、薬剤中止によって洞結節の機能改善を認めることができました。

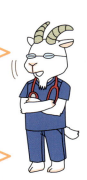

夜間には副交感神経が優位になることから、**さらに徐脈傾向になる**可能性も理解できており、不要な医師への報告や心電図モニターアラームに悩まされることもありませんでしたね。
次からは洞不全症候群の理解を深めていきましょう。

99

病態解説

洞不全症候群の基本

　洞不全症候群は文字どおり、**P波をあらわす洞結節（心房から出る司令塔）**からの刺激が出ない状態で、この徐脈が原因でふらつきや息切れ、失神などの**症状を認めること（症候群）**です。

　P波（心房の興奮）自体が遅くなり、**50回/分未満になりますがQRS波（心室の興奮）は1:1対応をする場合（洞性徐脈）**や、突然P波がなくなってしまう場合（**洞停止**）などがあります。

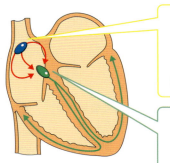

洞結節

洞結節の電池としての力が弱っており、脈がずっと遅い状態になったり（洞性徐脈）、心臓が数秒止まった状態になったりする（洞停止）

房室結節

全然来ない…

私が頑張らなくちゃ！

洞結節からの信号が少ないため徐脈になる

時には房室結節が自動能を発揮し脈を補う（補充調律）

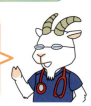

洞不全症候群は、英語では**Sick Sinus Syndrome（シック・サイナス・シンドローム）**とよばれ、**SSS**とカルテに記載されることがあります。いずれにしても、洞機能が低下していて徐脈となり症状があるのだという理解でOKです。

4. 実践！ 遅い脈での報告

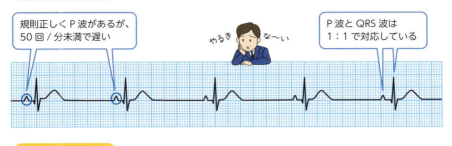

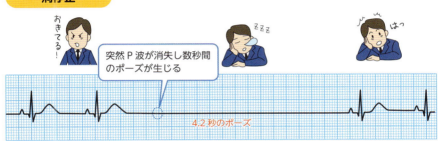

● 洞不全症候群の原因

　洞不全症候群の原因としては、主には加齢と薬剤性が挙げられます。加齢によるものは純粋に洞結節の機能が低下することが原因です。スポーツ選手などにも洞性徐脈は認めますが、症状がなければ洞不全症候群ではなく治療も必要ありません。

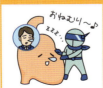

洞不全症候群の症状

3秒未満の心拍停止（QRS波が出ない）では症状が出ることは少ないですが、3秒以上で長くなればなるほど、症状を認める可能性が高くなります。個人差もありますが**8秒以上の場合は、失神やけいれんなど脳血流の著明な低下からの重篤な症状を認める**ことが多いです。夜間の睡眠中の心拍停止は本人も無症状のこともあるので、緊急での介入治療の意義は少ないですが、日中や覚醒時の**症状をしっかり聴取することが大事**です。

●心拍停止（ポージング）時間による症状の違い

3秒未満	3〜8秒程度	8秒以上

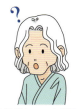 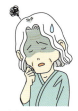 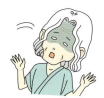

症状がないことが多い　　脳血流の低下により　　失神やけいれんなどの
あっても「脈が飛ぶ感じ」　めまいやふらつきなどを　重篤な症状をきたす
など軽度である　　　　　生じる　　　　　　　　可能性が高い

洞不全症候群への治療

基本的には洞不全症候群の**原因となる疾患の治療により、洞結節の機能が戻ることを期待**します。加齢などの原因となる疾患がない場合や疾患の治療をしても改善がなく、症状を認める場合には**ペースメーカー植込み（恒久ペースメーカー）が必要な場合**もあります。また、薬剤性や電解質異常、一時的な心筋虚血（心筋梗塞後）などの原因が治療できて改善する可能性がある場合には、**一時的なペースメーカー（一時ペーシング）**を行い、**原因の治療ができるまで脈拍をサポート**することもあります。

4. 実践！ 遅い脈での報告

●恒久ペースメーカーと一時ペースメーカーの違い

しくみ	見た目 / メリット / デメリット

恒久ペースメーカー

前胸部に本体を埋め込み鎖骨下静脈にリードを通す

心房と心室の両方でセンシング / ペーシングが可能

リードも本体も体内に埋め込まれており体表面からはみえない

3時間程度の手術が必要

終生埋め込んだままにする

10年程度で電池を交換する必要あり

一時ペースメーカー

内頸静脈や大腿静脈からリードを挿入する

心室のみでセンシング / ペーシングが可能

体外にリードの一部と本体が出ており、携帯する必要がある

短時間で簡便に行える

感染リスクがあり長期留置はできない。徐脈が改善すれば抜去し、改善しない場合は恒久ペースメーカーに移行する

4. 実践！ 遅い脈での報告

4-2 徐脈頻脈症候群の報告

症例提示　**77歳　男性**　発作性心房細動の既往があり、普段の症状は動悸で月に1回の頻度で、半日持続して自然に洞調律へ戻っていた。今回は動悸の頻度が増加しており、2日前から脈の不整を感じており、診断で心房細動の継続を認めているため、入院にて精査を行う方針となっていた。

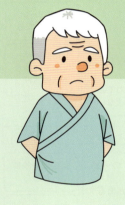

既往歴　発作性心房細動

内服歴　**βブロッカー（ビソプロロール）**、経口抗凝固薬（DOAC）、**ベラパミル**、**フレカイニド**

心機能所見　左室駆出率（EF）65%、壁運動低下なし、明らかな弁膜症なし

時間帯　平日日勤帯・16時の波形

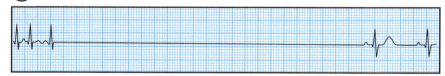

心房細動で入院してたLさんの波形が洞調律に戻ったぞ！ よかった。

でも**一瞬、脈が延びてたみたいでアラームが鳴っていた**な。いまは洞調律で脈も60回/分くらいだし問題ないと思うけど、一応報告しておこう。

4. 実践！ 遅い脈での報告

先生いま大丈夫ですか？ **発作性心房細動**で**入院**になっていたLさんが先ほど**洞調律に戻りました。**

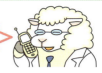
それはよかったですね。

ただ洞調律になるときに一瞬**徐脈アラームが鳴ったので報告**させてもらいました。

徐脈アラームが鳴ったのは一瞬ですか？ それなら様子見で大丈夫ですよ。

わかりました！

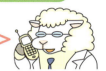

翌日の朝に再度発作性心房細動が出現した。

あれ、Lさんまた心房細動になってる。**発作性心房細動は繰り返す病気だし…仕方ない**よね。

その日の昼にLさんが廊下で座り込んでいるところを発見

歩いていたら**目の前が暗くなって**…

Lさん！…
あ！ また心房細動から洞調律になるときに、**徐脈アラームが鳴っていて5秒も脈拍が出ていないぞ。症状が出現した**時刻と一致しているかも。先生に報告しないと！

ああ、昨日のうちに何か対策ができていたら…

● **ヤギ先生から一言**

頻脈(心房細動)が突然停止した際に、洞結節の回復が遅れて**5秒間の症状のあるポーズ(心拍停止)を認めた徐脈頻脈症候群**の症例でした。この患者さんの立ちくらみの症状は、5秒間のポーズによる脳血流不足の可能性が高いです。

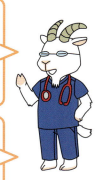

頻脈性の不整脈から洞調律へ戻った際には**必ず戻ったときの波形を振り返る**とともに、長いポーズを認めた際には患者さんの**症状や状態を確認しに行く必要**があります。先輩ナースと一緒に対応した様子をみてみましょう!

理想の報告

先輩、Lさんが心電図モニターで心房細動から洞調律へ戻っています。動悸の症状などが落ち着いたかみて来てもいいですか?

少し待って。洞調律に戻ったときの心電図だけ確認してみましょう。ちょうど心房細動から洞調律へ戻るときに**5秒のポーズ(洞停止)**がありそうね。いまの症状だけでなくそのときの**症状も忘れずに**確認しておいてね。

わかりました。

訪室した結果、立ちくらみの症状があったことがわかった

ちょうど洞調律に戻るときに立ちくらみのような症状があったみたいです。その前までは動悸を認めていましたが、いまはないとのことでした。先生に報告しますね!

4. 実践！ 遅い脈での報告

先生、2階病棟のNsです。**心房細動で入院している**Lさんですが、ちょうど5分前に**洞調律へ戻っていました**❶。洞調律へ戻る際に、**5秒間のP波を認めないポーズがあり、立ちくらみの症状もあったようです**❷。今回のような**立ちくらみの症状は初めて**だったとのことでした。**いまは洞調律で脈拍も63回/分で血圧も安定して症状も認めていません**❸。内服は抗凝固薬、βブロッカー、ベラパミル、フレカイニドです。明日からの**内服はそのまま継続でもいいですか？**❹

ポイント1
洞調律へ戻る際の心電図を確認できている！

ポイント2
症状のある洞停止を時間とともに報告できている！

ポイント3
徐脈が原因と考えられる症状が初回か繰り返しているかも報告できている！

ポイント4
今後の対応と報告すべき場合の指示を引き出している！

報告ありがとう。たしかにモニターで5秒の洞停止を認めているなら、**徐脈頻脈症候群はありそう**だね。初めての症状で失神までは認めていないので、**一時ペーシングまではまだ必要なさそう**ですね。また夜の状況と明日の心拍数をみて判断して指示させてもらいます。

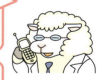

洞機能の低下はありそうなので、薬剤性徐脈をきたしやすい**ベラパミルとフレカイニドは中止**します。それでも**繰り返すようならペースメーカー**も考えないといけないかもしれないので、Lさんにも説明しておきます。

107

● **ヤギ先生から一言**

洞結節の機能が低下している場合やβブロッカーなどの**脈拍を低下させる内服薬**を服用している場合には、心房細動や上室（心房）性の頻脈が停止して洞調律に戻る際に**P波が再度現れるのに時間がかかる場合（心拍停止；ポーズ）**があります。

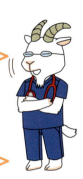

頻脈を抑えるのに必要な内服でもあることがあるので、ポーズの時間の長さや症状の重篤性、繰り返しているか、などでも今後の治療対応が変わります。戻った際の一点だけでなく、余裕があればいままでの症状も簡単に報告できると助かります。

病態解説

徐脈頻脈症候群の基本

徐脈頻脈症候群は主に**洞不全症候群の1つの分類**になります。上室（心房）性の頻脈が突然停止したあとに、洞結節の機能低下により**次の心拍が再開するまでに時間**を要するために、ふらつきや失神などの症状を認めます。すべての上室性頻脈のあとに起こるものではなく、**3秒以内にP波を認めて復帰する場合**がほとんどで症状も伴いません。

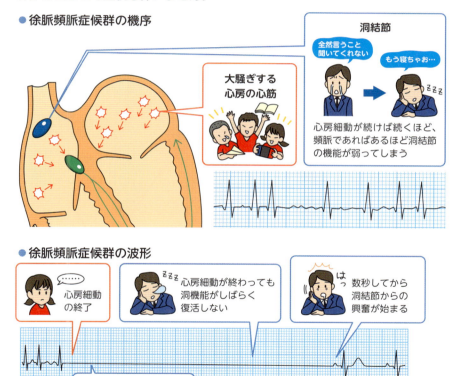

頻脈の後に徐脈がくることが多いのに、「頻脈徐脈」症候群でなく「徐脈頻脈」症候群とよばれます。

徐脈頻脈症候群への対応

　洞不全症候群の一種であるので、前項の洞不全症候群と同様に**原因となる疾患を治療**することが優先されます。症状がなければ、追加の治療が必要なことは少ないです。しかし、疾患の治療をしても改善がなく、症状を認める場合には**ペースメーカー植込みが必要な場合**もあります。**カテーテルアブレーションなどにより、上室性頻脈自体を治療**してしまう場合もあります。薬剤に関しても頻脈がベースとなっているため、脈拍を抑える内服を必要とすることが多いので、**患者さんの背景によって治療方法の選択は変化**します。

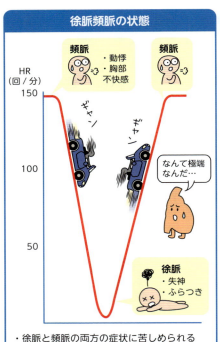

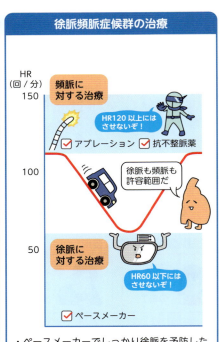

4．実践！ 遅い脈での報告

4-3 房室ブロックの報告

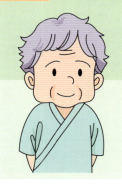

症例提示　84歳　女性　肺炎のため3日前に入院して抗菌薬の投与を行っていた。肺炎は改善傾向を認めているが、以前より脈が抜けるような症状を認めており気になっていた。特にふらつきや失神などの症状はいままでに認めたことはない。

既往歴　甲状腺機能低下症
内服歴　甲状腺ホルモン剤（チラーヂン®）
心機能所見　左室駆出率（EF）62％、壁運動低下なし、明らかな弁膜症なし

時間帯　平日日勤帯・11時の波形

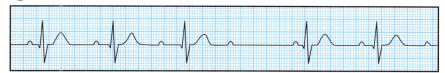

Mさんもだいぶ良くなってきているし、**心電図モニターもそろそろ必要なさそう**かな。朝も先生が大丈夫そうと言っていたので、午後にでも外しておこう。

あれ、モニターさかのぼってみたら30分前に**P波のあとにQRS波がないところがある！心拍数も45回/分**まで落ちてたみたいだ！これは…**房室ブロックだ！急いで報告しないと！**

111

先生、**肺炎で入院**されているMさんのことで報告です。肺炎は改善して心電図モニターもそろそろ必要ないと思っていたのですが、30分前にP波のあとにQRS波がなくて、**房室ブロックの波形**を認めていました。朝に心電図モニターは終了ということでしたが、房室ブロックがあるので注意深くもう少し継続していたほうがいいですよね？

ありがとう。たしかにその心電図モニターだと房室ブロックのようですね。患者さんの症状は何もなかったみたいだけど、**ポーズの時間**や**何度の房室ブロック**か、**ウェンケバッハ**か**モビッツ**かわかりますか？

？？　RR間隔は**ポーズの時間は2秒もありません**でしたが、何度かなどは確認できてません、、、
リーダーと相談してまた報告させてもらいます！

わかりました。申し訳ないけどいま、ほかの対応をしているのでまた報告をお願いします。

了解です！
（**房室ブロックの分類ってそんなに重要**なのかな？）

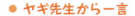

● ヤギ先生から一言

今回は房室ブロックの症例でした。**房室ブロックといっても危険度はさまざまです。今回の心電図はウェンケバッハ(Wenckebach)型**といって、**危険度は低い**ものでした。先輩ナースに相談して対応した様子をみてみましょう！
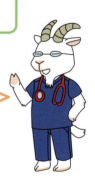

📎 理想の報告

先輩、肺炎も良くなっているMさんですが、心電図モニターで房室ブロックを認めていました。症状はないみたいです。先生に報告したいのですが、一緒にみてもらっていいですか？

4. 実践！ 遅い脈での報告

いいですよ。たしかに房室ブロックでよさそうだね。モニターをみると**2度の房室ブロックで、P波とQRS波の幅がブロックの前後で違うのが特徴**だね。それ以上のブロックも出ていないから、**焦ることなく先生にまずは報告**してみて、心電図モニターは終了でもいいかもね。また、報告のあとで振り返りましょう。

わかりました。報告してみます。

先生、2階病棟のNsです。
先ほど報告させていただいたMさんの房室ブロックですが、**2度のウェンケバッハ型**でした❶❷。いままでの**振り返りでも、同様の房室ブロックは2回だけ**ありましたが、それ以上は認めていませんでした。**1拍のみの房室ブロックで症状もなく、血圧や酸素化もまったく変化ありません**❸。肺炎の状態も改善しているので、朝に心電図モニターは終了でということでしたが、**終了としてもいいですか？**❹

ポイント1	ポイント2
房室ブロックの型を判定できている！	房室ブロックの型で危険かどうかを理解できている！

ポイント3	ポイント4
前の心電図のモニターの振り返りもできて報告している！	今後の対応（心電図モニターは終了）を再確認できている！

OKです。**ウェンケバッハ型**で症状も認めていないなら**心配いらない**ですね。心電図モニターは中止にしてもらっていいですよ。房室ブロックには注意しないといけないものもあるので、そこも勉強してみてね。わからなければまた病棟に行ったときに教えます。

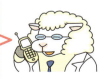

> ● ヤギ先生から一言
>
> **ウェンケバッハ型2度房室ブロック**は、基本的には治療の必要がないものです。肺炎も改善傾向にある中で心電図モニターは不要と判断できました。

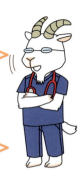

> 同じ2度房室ブロックでも**モビッツ（Mobitz）Ⅱ型**もあります。2度があれば、**1度房室ブロックや3度房室ブロック**もあるので、見分けるのにポイントがあるので、これから一緒にみていきましょう！

病態解説

房室ブロックの基本

　房室ブロックはその名前のとおり「**心房**」と「**心室**」の間の**ブロック**（伝導障害）です。分類として1度～3度房室ブロックがありますが、1度房室ブロックが大きな問題になることはなく、報告の必要もありません。

1度房室ブロック

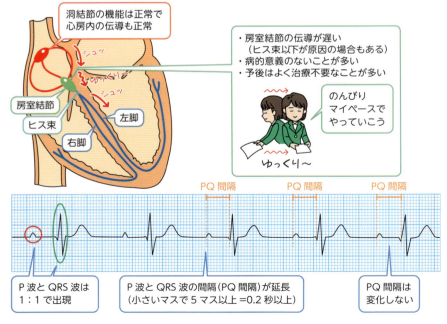

4. 実践！ 遅い脈での報告

表　房室ブロックの分類

1度房室ブロック	心房からの伝導は遅いけど心室へ伝わる
2度房室ブロック ウェンケバッハ型	心房から心室への伝導が徐々に遅くなり一拍抜ける
2度房室ブロック モビッツⅡ型	心房から心室への伝導が突然なくなり、一拍抜ける
3度房室ブロック 完全房室ブロック	心房から心室への伝導がまったく伝わっていない

・予後はよい
・治療の必要がないことが多い

・予後が悪い
・ペースメーカーなどの治療が必要なことが多い

ウェンケバッハ（Wenckebach）型の2度房室ブロック

　2度房室ブロックには2つの型があります。2つのうちで安心していいほうがウェンケバッハ型の2度房室ブロックになります。特徴としてはP波とQRS波の時間が徐々に延びていって、最終的にP波からの刺激が伝わらず、QRS波が1拍抜けてしまいます。1拍抜けた後には、リセットされてP波とQRS波の間隔はまた戻って短くなっています。なかなか判定は難しいですが、**ブロックが起きた前のP波とQRS波の時間とブロックが起きた後のP波とQRS波の時間**を比較して、**前が延長していて、後が短縮していればウェンケバッハ型**として、念のためさらにその前もみてみる感じでOKです。

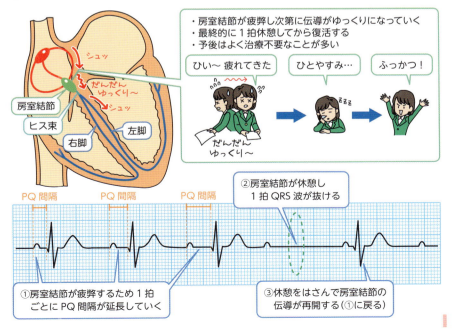

115

モビッツ（Mobitz）Ⅱ型の2度房室ブロック

2つ目の2度房室ブロックで注意したほうがいいものが、モビッツⅡ型になります。特徴としてはP波とQRS波の時間が一定で、P波からの刺激が突然伝わらず、QRS波が1拍抜けてしまいます。**ブロックが起きた前のP波とQRS波の時間**と**ブロックが起きた後のP波とQRS波の時間**を比較して、**同じであればモビッツⅡ型**としてOKです。

モビッツⅡ型では、ブロック（徐脈）の原因となる疾患を治療しても改善がなく、症状も認める場合にはペースメーカーの植込みが必要となります。

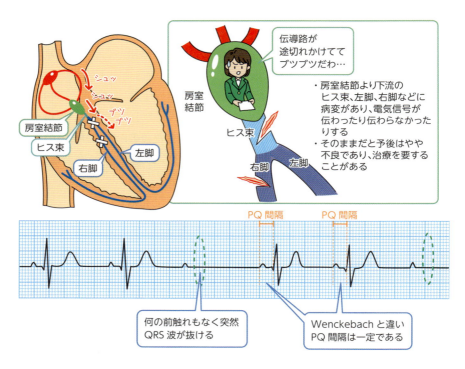

モビッツⅡ型といわれますが、実はモビッツⅠ型の別名がウェンケバッハ型になります。実際の臨床では、Ⅱ型は省略されて「モビッツ型」といえばモビッツⅡ型と理解してくれます。**ウェンケバッハ型は安心**していいし、**モビッツ型は注意が必要**！ という認識で間違いはないです。

2：1房室ブロックと3：1房室ブロック

　房室ブロックに関しては、脈のつながりが**2回に1回**（**2：1房室ブロック**）や**3回に1回**（**3：1房室ブロック**）がより遅い脈となり、脈拍の出現が不安定で症状を認めることが多く危険な状態です。これらは**高度房室ブロック**という分類をされ、基本的にはペースメーカーや薬剤などの原因除去の治療が必要です。P波が速いときのみに認めることもあり、ここでも**重要なのは患者さん本人の自覚症状**となります。

2：1房室ブロック

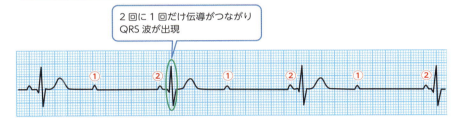

2回に1回だけ伝導がつながりQRS波が出現

3：1房室ブロック

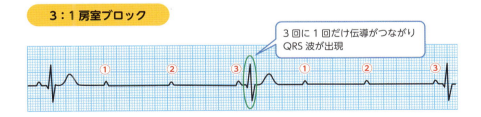

3回に1回だけ伝導がつながりQRS波が出現

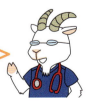

2：1房室ブロックがP波120回/分のときのみで認めると、QRS波の有効拍出は60回/分で大きな症状は出ないかもしれませんが、P波60回/分で認めるとQRS波の有効拍出は30回/分で、ふらつきや低心拍出の心不全の症状を認めるかもしれませんね。

4. 実践！ 遅い脈での報告

4-4 完全房室ブロックの報告

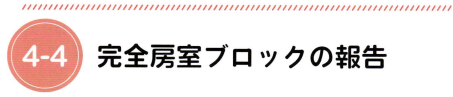

症例提示　**79歳　男性**　心不全のため2日前より入院して利尿薬の投与や原因精査を行って、心不全は改善傾向にあった。入院前は自宅で1週間ほど脈拍が40回/分台になることがあったが、入院時には洞調律で62回/分であった。

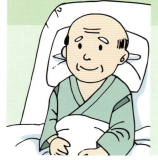

既往歴　心不全、高血圧症、心室性期外収縮、慢性腎機能障害

内服歴　降圧薬、抗不整脈薬（ピルシカイニド）

心機能所見　左室駆出率(EF)68%、壁運動低下なし、軽度僧帽弁閉鎖不全症、三尖弁閉鎖不全症

時間帯　平日日勤帯・14時の波形

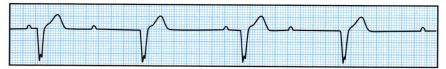

Nさん、入院してだいぶ楽になってくれているみたい。

あれ！ 心電図モニターで**かなり徐脈**になっているな。ご本人は**ベッド上でふらつきや特に症状もない**みたいだけど、報告しておかないと！

4．実践！　遅い脈での報告

先生、心不全で入院されてたNさんですが、入院後から利尿もついていて症状も改善傾向でしたが、急に**徐脈で心拍数も38回/分**になってしまっています。ベッドに横になっていて**症状はありません**でした。**心拍数が50回/分で、ドクターコールだったので報告**させてもらいました。

わかりました。たしかに心拍数38回/分であれば徐脈だし、何か対応しなくてはいけないかもしれないね。症状は現時点ではないみたいだけど、洞性徐脈ですか？　房室ブロックですか？？

P波はみえていますが、**QRS波の形は少し広くなっている**ようにみえます。**P波はあるので洞性徐脈でしょうか？** 12誘導心電図も取っておいたほうがいいですか？

そうですね。12誘導心電図も取っておいてもらって、**洞性徐脈で症状がないのであれば急いでいかなくても大丈夫**かな。

はい、脈も40回/分近くあるし、症状もないので急がなくても大丈夫と思います。

いま、ほかの患者さんの検査中なので、それが終わったら行きますね。

　　　　　　　20分後　ヒツジ先生ゆっくり登場

あっ、これは**完全房室ブロック**だね。**早めにペースメーカーが必要**ですね。

えっ、そうなんですね。
（そんなに怖い不整脈だったんだ。**普通の徐脈とどう違うんだろう？**）

● **ヤギ先生から一言**

今回は**完全房室ブロックの症例**でした。すぐに症状は認めていませんが、モビッツⅡ型よりもさらに**緊急性が高い徐脈**の1つです。

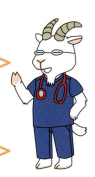

12誘導を取るのも対応として正しいことですが、特に症状があれば早く医師に来てもらう必要性をしっかりと伝えるべきです。先輩ナースとの相談のうえでの報告をみてみましょう！

理想の報告

先輩、**心不全で入院**していたNさんですが、心電図モニターで急に徐脈になり、QRS波も少し変化しています。P波はありそうで、症状は特に認めていませんが、一緒にみてもらっていいですか？

症状を認めていないしP波もあるけど、これは**P波とQRS波が完全にバラバラ**になってしまっているね。**完全房室ブロック**でいいと思うよ。ふらつくことや急変する可能性もあるので、**安静にしてもらいつつ、先生にすぐに来てもらえるように報告**しましょう。

わかりました。完全房室ブロックであることと、すぐに来てもらえるように報告してみます。

4. 実践！ 遅い脈での報告

先生、2階病棟のNsです。2日前に**心不全で入院していたN**さんですが、**15分前から完全房室ブロックの波形に変化して、38回/分の徐脈**になっています[1]。P波とQRS波はバラバラで**補充調律のQRS波の幅も変化して広くなっています**[2]。入院前は**抗不整脈薬を内服していましたが、入院後からは中止**していました。胸痛や失神などの**症状はありません**[3]が、**安静にしてもらって12誘導心電図も用意**させていただくので確認と指示をもらっていいですか？[4]

ポイント1
緊急度の高い完全房室ブロックの判定ができている！

ポイント2
完全房室ブロックの中でもより危険度の高い幅の広いQRS波を理解できている！

ポイント3
現在の症状や原因となるような内服歴も把握できている！

ポイント4
12誘導を取りつつもすぐに医師にも確認してもらうようにできている！

わかりました。完全房室ブロックで抗不整脈薬も中止しているようなら、**一時ペーシング**なども必要かもしれないね。QRS波も幅が広いようなら心電図モニターと酸素化に注意しながら、12誘導心電図を取っておいてもらっていいですか？ すぐに向かわせてもらいます。

● ヤギ先生から一言

今回の完全房室ブロックは**3度房室ブロックで緊急度は最も高い**ものです。治療介入や対応の必要があることがほとんどです。

QRS波の**補充調律の意味**も知ることで、より緊急度が高いかなども判断することができます。緊急度の高い徐脈であるので、病態の意味から理解していきましょう！

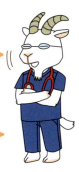

> 病態解説

3度房室ブロック・完全房室ブロックの基本

　完全房室ブロックはその名前のとおり**「心房」と「心室」の間が完全にブロック（伝導障害）**されている状態です。心房からは興奮が出ているのですが、**まったく心室へ伝わりません**。もちろんそのままであれば心停止となってしまいますが、心停止を防ぐために房室結節（房室接合部）以下からヘルプの興奮が出ます。まずは、心房のP波と心室のQRS波がまったく対応していませんが、P波はP波の間隔が、QRS波はQRS波の間隔が同じであることを理解しましょう。

● 完全房室ブロックのメカニズム

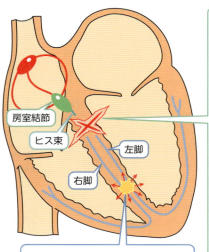

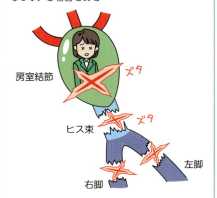

・房室結節、ヒス束、右脚・左脚のどこかで伝導路が完全に遮断される
・複数個所に障害があり、合わせ技で完全遮断になっている場合もある

・遮断された部位より下位で心室から補充調律が生じ、心房と心室はそれぞれバラバラのリズムになる

・伝導路が皮一枚でつながっている場合は1度～2度房室ブロックと完全房室ブロックを行き来する場合もある

4. 実践！ 遅い脈での報告

●完全房室ブロックの波形

ちゃんと脈を打っているのに
下には伝わってないみたいだ

心房
洞結節からの指令で
正常のリズムで収縮

Block！

心室
自動能を発揮し房室結節
以下から補充調律が出現。
下位から出れば出るほど
徐脈になる

上から指令が来ないから
僕が自分で頑張らなきゃ！

60回/分

37回/分

合体！

完全房室ブロックの波形

（隠れてる）　　　（隠れてる）

P波とQRS波は関連性がなくそれぞれのリズムで出現している

完全房室ブロックのQRS波（補充調律）の形

　完全（3度）房室ブロックになると、どれだけ心房が頑張って興奮しても心室には伝わりません。**ヘルプの興奮**として房室結節（房室接合部）以下から出ますが、これを**補充調律**とよびます。補充調律はQRS波として現れますが、これには完全房室ブロックになる前と同じような**幅の狭いQRS波**である場合や完全房室ブロックになる前と異なる**幅の広いQRS波**である場合があります。どちらも補充調律ですが、**幅が狭いQRS波の場合は比較的安定**して40〜60回/分であることが多く、**幅が広いQRS波では不安定**で20〜40回/分であることが多く、より緊急度は高くなります。

123

● ブロックの部位と補充調律の関係

房室結節付近で障害されている場合

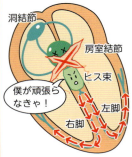

- 房室結節付近の障害ではヒス束などの上流のほうから補充調律が出現することが多い
- 正常とほぼ同じ経路で左室に伝導が伝わる

- 正常と同様に効率的な心室の収縮が行われ、血行動態にも影響を与えないことが多い

- 正常洞調律に近い形の幅の狭いQRSになる
- 脈拍数も40回/分程度に保たれることが多い

ヒス束以下で障害されている場合

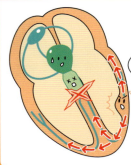

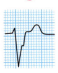

- ヒス束より下の障害ではさらにその下流から補充調律が出現するため、正常とは違う経路で伝導が伝わる

- 同期の悪い収縮になるため血圧の低下や心不全悪化が生じやすい

- 幅の広いQRS波になる
- 下位であればあるほど顕著な徐脈になりやすい

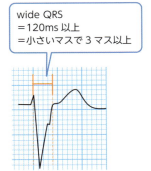

wide QRS
=120ms以上
=小さいマスで3マス以上

幅の狭いQRS波は**ナロー（Narrow：狭い）QRS波**とよばれ、幅の広いQRS波は**ワイド（Wide：広い）QRS波**ということがあります。
医師にNarrowですか、Wideですかといわれた際に即答できると少しかっこいいですね！

接合部調律とは

　房室結節とヒス束をあわせて「接合部」といい、接合部から電気信号が出ている場合を「接合部調律」といいます。心房からの興奮が伝わってこないときに接合部がセーフティーネットとして自動能を発揮し、**脈拍を補助**します。

　接合部調律は、正常と同じQRS波形で脈拍も40回/分以上で血行動態に影響を与えないことが多いです。また脈拍の保たれた接合部調律は健常人でもみられることがあります。

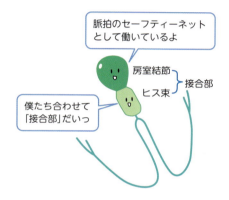

接合部調律の波形の特徴

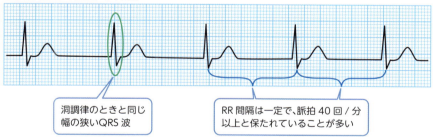

完全房室ブロックの原因

　完全房室ブロックの原因は洞不全症候群のときと同様に（101頁）、「加齢」「Caブロッカーやジギタリス製剤などの薬剤性」「高カリウム血症などの電解質異常」が挙げられますが、洞不全症候群と違って、**心臓そのものの原因が背景にある確率が非常に高い**です。つまり完全房室ブロックを認めた時点で**ペースメーカーが必要である可能性は高く**、心不全や心室性不整脈も合併しやすいと覚悟する必要があります。

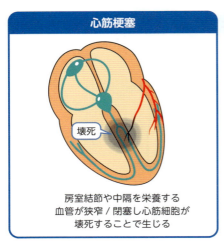

心筋梗塞

房室結節や中隔を栄養する血管が狭窄/閉塞し心筋細胞が壊死することで生じる

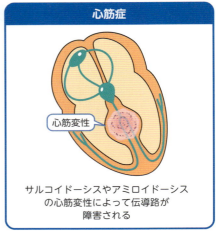

心筋症

サルコイドーシスやアミロイドーシスの心筋変性によって伝導路が障害される

完全（3度）房室ブロックの治療

　完全房室ブロックに関しては**基本的には治療が必須**となります。急性心筋梗塞後や薬剤性、電解質異常などが原因で起こっている場合は改善する可能性もありますが、それでも改善するまでに**徐脈を補うために、一時ペーシングとして処置を行う**場合が多いです。完全房室ブロックでも安定している状況であれば、一時ペーシングの処置を行わずに恒久ペースメーカーを留置することもあります。**徐脈に対するペースメーカーは最強の治療**になりますが、やはり、患者さんへの**侵襲を伴うことや感染のリスク**はあるため慎重に判断して管理する必要があります。

● ペースメーカー治療の合併症

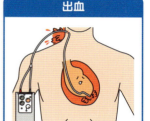

感染	気胸	出血
・数日してから創部の発赤、離開、疼痛、膿の流出などがみられる ・抗生剤投与を行うが、創感染が続くときは抜去が必要になることもある	・静脈のすぐそばに肺尖部があるため気胸を生じる危険がある ・処置後に酸素化が悪化した場合は第1に疑う必要がある	・穿刺部からの出血が持続する場合や、心臓を傷つけて心タンポナーデになる可能性もある

4. 実践！ 遅い脈での報告

4-5 ペースメーカー波形がわかりません！

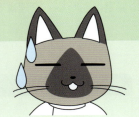

症例提示 **24歳 男性** 入職して2年目の循環器病棟の看護師。心電図モニターは一通り経験しているが、やっぱりペースメーカーの波形は苦手…

既往歴	なし
内服歴	なし
心機能所見	健康診断で異常の指摘はない

あれ！ **また、ペースメーカーの患者**さんだけど、心電図モニターの**スパイク波形が前の患者さんと全然違う**、、どうなっているの？

オシャムくん、最近頑張っているね。
そういうことであれば、いまは病棟も落ち着いているし先生に聞いてみましょう。いいですか？ 先生!?

いいですよー。（即答）

● ヤギ先生から一言

今回は番外編です。
心電図モニターとペースメーカー波形、その意義を簡単に解説してもらいましょう。

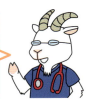

4．実践！　遅い脈での報告

病態解説

ペースメーカーでの心電図モニター波形

　ペースメーカーは、あらかじめ設定しておいた必要な心拍数を確保できないときにペース（調律）をメーカー（作る）するための機械です。**センシング（S；感知）とペーシング（P；刺激）の2つの役割**があり、設定した時間を経過しても**心拍のセンシング（S）がなければペーシング（P）を行います**。設定した時間に**心拍をセンシング（S）すればペーシング（P）を行わない**ことになります。

　心電図モニターではペーシング（P）を行っているときには、**ペーシングスパイクという縦の直線の波形を認める**ようになります。一時ペーシングでは心室のみ、恒久ペースメーカーでは心房と心室の両方にこの機能がある場合が多いです。

洞不全症候群の場合

P波（心房波）はなかったり遅かったりするけど房室結節（心房から心室への伝導）は大丈夫！

むっ、心房の脈が遅いな

心室はちゃんと心房に追従しているからブロックはなさそうだ

げっそり

上からの指令が少ないなあ…

※P波をセンスすること＝AS（Aセンス）
　QRS波をセンスすること＝VS（Vセンス）

※心房をペーシングすること＝AP（Aペース）

心房をペーシングすれば解決だ！

ヨシヨシ、ちゃんと心室も追従してるな

ありがとう！

上からたくさん信号が来るようになったぞ！

P波の前にペーシングスパイクが入る

自己のP波が出たのでAペーシングは抑制されている

心室は房室結節を介した電気信号で収縮しているためnarrow QRSになる

129

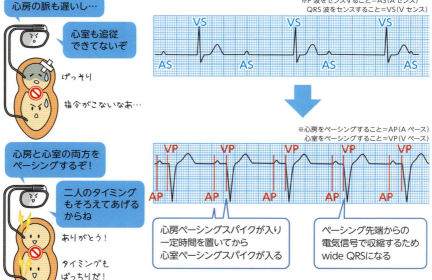

ペースメーカー設定のいろいろ

　ペースメーカー本体はかなり頭がよくて、こちらからの設定にいつも真面目に働いて機能してくれます。**設定自体は3文字の英字であらわす**ことができますが、ここでは主に**3種類だけ理解**しておきましょう。

DDDモード　最も一般的な2本リードが入っているときの設定

心房と心室の両方で刺激（ペーシング）することが可能

心房と心室の両方で感知（センシング）することが可能

①自己脈があったら刺激しない（抑制:I）
②自己の心房の興奮に合わせて心室を刺激（同期:T）の両方の機能をもつ

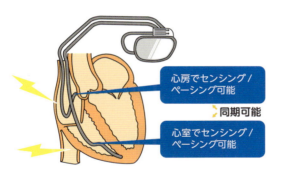

メリット・適応
- あらゆる徐脈性不整脈に対応可能

デメリット
- リードが2本必要で手術時間が長い場合がある
- 本体（ジェネレーター）のサイズが大きい

　心房と心室の両方にリードを入れてセンスもペースも同期も全部できるようにしたのがこのモードです。この場合は、前に解説したすべての徐脈に対応できて、すべての心電図モニター波形が出る可能性があります。

AAIモード

心房で刺激（ペーシング）することが可能　　心房で感知（センシング）することが可能　　自己脈があったら刺激しない(抑制)

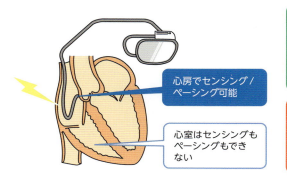

メリット・適応
- 房室ブロックを合併していない洞不全症候群が適応
- 本体サイズが小さい
- リードが1本でよい

デメリット
- 房室ブロックを合併したときに心室ペーシングができないため徐脈になる

心房でセンシング/ペーシング可能

心室はセンシングもペーシングもできない

　心房だけでセンス・ペースして自己脈あれば心房刺激しないというモードになります。洞不全症候群の患者さんに適応がありますが、心房細動を合併しているときはAペーシングが伝わらないので適応外になります。

VVIモード

心室で刺激（ペーシング）することが可能　　心室で感知（センシング）することが可能　　自己脈があったら刺激しない(抑制)

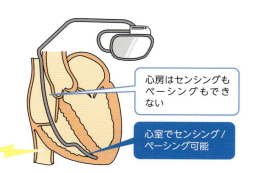

メリット・適応
- 心室のペーシングは担保されるため、あらゆる徐脈性不整脈に対応できる
- 本体サイズが小さい
- リードが1本でよい

デメリット
- 心房と同期した生理的な心室ペーシングはできない

心房はセンシングもペーシングもできない

心室でセンシング/ペーシング可能

4．実践！　遅い脈での報告

心室だけでセンス・ペースして症例自己脈あれば心室刺激しないというモードになります。主に房室ブロック症例のような波形がみられます。
　一時ペーシングのときには心室へのリードが1本だけなのでこのモードです。

● ヤギ先生から一言

どのモードでも**設定レート**というのがあります。
この脈拍以下になったときにはペースメーカーが作動しますというレート（心拍数）で、目的や個人によって変更します。
一般的には60回/分前後が多いです。

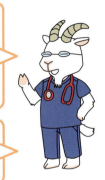

リードがA（心房）とV（心室）の2本入っていれば、外からの設定でDDDモードだけでなく、VVIモード（Aリードを認識させない）やAAIモード（Vリードを認識させない）にもできますよ。

ペーシング不全について

　ペースメーカーはいつも真面目に機能してくれますが、**なんらかの原因で機能しないとき**があります。**ペーシング不全（Pacing failure）**という状態で、**刺激しても心筋が反応してくれないときとペースメーカー本体やリード線が問題である**ときがあります。

　この場合は、**すぐに医師に報告と相談**する必要があります。

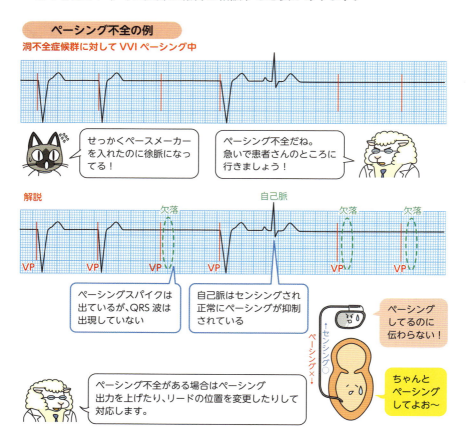

4. 実践！ 遅い脈での報告

センシング不全の例
洞不全症候群に対して VVI ペーシング中

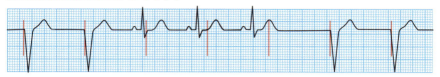

徐脈にはなってないし問題ないような…？

でも QRS 波のあとにスパイクが出てる部分もあって変な気がしない？
これはセンシング不全だよ。

解説

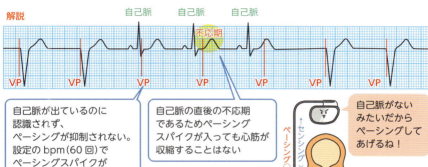

自己脈が出ているのに認識されず、ペーシングが抑制されない。設定の bpm（60 回）でペーシングスパイクが出続けている

自己脈の直後の不応期であるためペーシングスパイクが入っても心筋が収縮することはない

自己脈がないみたいだからペーシングしてあげるね！

僕、すでに自分で収縮してますよ！

自己脈にあわさってペーシングスパイクが出ると、R on T になる可能性があります。
センシング不全を認めたらすぐに報告しましょう。

135

● ペーシング不全の原因と対策

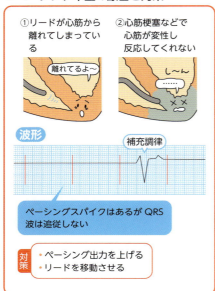
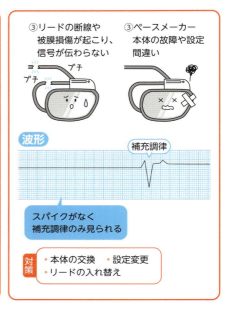

コラム❸ 循環器領域での医療機器の発達

　循環器領域では、この半世紀で医療機器の著しい発達や進歩を認めています。心筋梗塞に対してカテーテルバルーン拡張術は1980年代で、冠動脈ステントでの治療が認められたのが1990年代です。2000年代には再狭窄を予防する薬剤がコーティングされたステントが主流となりました。ペースメーカーも1960年代に体内植込み型ペースメーカーが出てから、いまでは500円玉の少し大きい程度まで小型化して、除細動機能や心室を2本の電極で刺激する両室ペーシング機能まで登場しています。カテーテルによる大動脈弁置換術や僧帽弁クリッピング術も普及しています。循環補助装置の発達もあり、集中治療や慢性期の治療においても循環器領域では医療機器のさらなる発達は確実ですが、医療費との兼ね合いも今後の課題となってくるでしょう。

5章

実践！
ST変化での報告

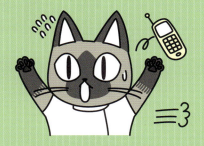

5. 実践！ ST変化での報告

5-1 ST変化の報告

症例提示　**54歳　男性**　急性心筋梗塞で左前下行枝(LAD)に3日前に冠動脈ステント留置術を施行されていた。冠動脈に残存狭窄はなし。循環器疾患集中治療室(CCU)から本日一般病棟へ転棟となっていた。

既往歴　高血圧症、脂質異常症、糖尿病、入院前まで喫煙中

内服歴　降圧薬、脂質低下薬、経口糖尿病薬

心機能所見　左室駆出率(EF) 48%、下後壁に壁運動低下あり、肺高血圧所見なし

時間帯　日勤帯　10時の波形

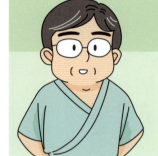

時間帯　準夜帯　19時の波形

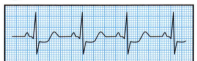

Oさんから吐き気止めがほしいとナースコールあり

> Oさん！ 大丈夫ですか？

> **夕食後に吐いちゃいました。** ご飯食べすぎたせいだと思う。吐いたら楽になりました。吐き気止めだけくれませんか？

5. 実践！ ST変化での報告

わかりました。異常時指示の吐き気止めをお渡ししますね。
楽になったならいいですけど、また悪くなったら教えてくださいね。

心電図は**洞調律で脈拍も正常範囲だ**。**ST**がちょっと下がっている
けど、上がってるわけじゃないから報告しなくていいよね。

30分後、○さんから胸痛の訴えあり

あれから**胸が痛くて**…。大丈夫、我慢できるくらいだから。
痛み止めだけください。

○さん！ 顔色も悪いし**冷や汗もかいている**。
すぐに報告しないと！

先生、○さんが胸痛を訴えて冷や汗も伴っています！

何の疾患で入院している人ですか？

あっ、はい、すいません。**心筋梗塞で治療をされていて本日、
CCUから一般病棟へ転棟**されてきました。夕食の30分後から胸
痛が出現したそうです。
胸痛も「我慢できる程度」と言ってますし、**ニトロ舌下してみて、
投与後の症状を報告**でいいですか？

心電図は何か変化ないのですか？
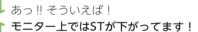

あっ!! そういえば！
モニター上ではSTが下がってます！

わかりました。とにかく病棟に行きます。
12誘導や除細動器、救急カートも用意しておいてもらって、**看護
師も集めて**おいてください。すぐに行きます。

● **ヤギ先生から一言**

今回は**急性心筋梗塞の再発症例**でした。胸痛の性状を迅速に報告できているところはいいですが、**急性心筋梗塞を疑わせるときは一刻を争うとき**です。

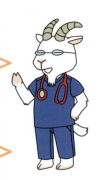

急性心筋梗塞の**可能性が高そうな症状や病歴、心電図の詳細を伝えるべき**です。先輩との相談のうえでの報告をみてみましょう！

理想の報告

夕食後、○さんが嘔気を訴えた時点での報告

先輩、○さんですが、夕食後に嘔気を訴えて**心電図のQRS-Tも少し変わっている**気がします。
心電図モニターを一緒にみてもらえませんか？

どれどれ。むっ **STが明らかに下がっている**ね。それで症状があるなら**鏡像（対側性変化）として急性心筋梗塞の可能性が高い**ね。先生にすぐに来てもらえるように報告をしておいて。私は患者さんのところに**12誘導心電図と救急カートを持っていきます**。

わかりました。前に練習したときのように緊急の報告をしてみます。

5. 実践！ ST変化での報告

先生、2階病棟のNsです。**3日前に左前下行枝の心筋梗塞で入院して**[1]、本日一般病棟に転棟したOさんですが、**30分前から心電図モニターでST低下へ変化している波形がみられています**。意識状態や血圧は保たれていて、脈拍は80回/分ですが、**嘔気が続いており嘔吐もしている状態です**[2]。ほかの看護師が**12誘導心電図と救急カートを用意させていただいている**[3]ので、**すぐに来ていただいていいですか**[4]？

ポイント1
急性心筋梗塞の発生リスクが高い背景を報告できている！

ポイント2
適切なST変化の報告と合わせて、冷汗を伴う強い症状であることを報告できている！

ポイント3
現在進行形で、急性心筋梗塞の可能性に対して急変リスク対応もしている！

ポイント4
すぐに医師にも確認してもらうように報告ができている！

わかりました。急性心筋梗塞後で再閉塞している可能性もありそうだね。**12誘導心電図を取りながら、人を集めてルート確保と除細動器も用意**をしてください。いまから行きますね。

● ヤギ先生から一言

急性心筋梗塞では**早期の血行再建（カテーテル治療）により、心筋に対するダメージの軽減が可能**となります。特に**再発症例では、致死的な不整脈や合併症を起こす可能性も高く、迅速な対応が必要**です。

心電図モニターの変化に加えて、背景や現在の症状の強さなどを報告することで、**より緊急性を伝えることができます**。反対に胸痛があっても心電図変化がなく、症状の性状も軽微で短時間で改善するようであれば、様子をみるという判断も可能かもしれません。

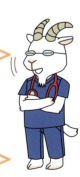

病態解説

急性心筋梗塞時の心電図モニターの基本

急性心筋梗塞での**ST上昇は非常に有名**ですが、その前後でも**時間経過によって心電図は変化**しています。

心筋梗塞を疑う変化

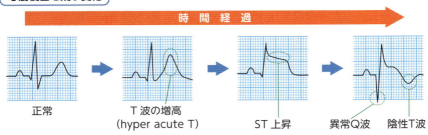

12誘導心電図では、いろいろな方向から観察しているので、ST上昇の所見がある可能性も高いですが、心電図モニターでは1つの誘導のみであるため、**鏡像（対側性変化）としてST低下で現れる**ことがあります。心電図では反対方向からみえている波形は鏡に映ったように記録されます。

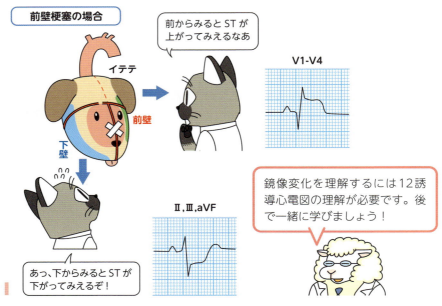

心筋梗塞発症の超急性期ではST上昇ではなく、**T波の高さが高くなる（T波増高）変化や尖ったりする（尖鋭化；hyper acute T）**変化が起こります。30分〜1時間でST変化を認めることが多いですが、病院内では、少なくともこの期間にはしっかり気づいて報告したいですね！

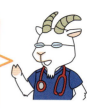

急性心筋梗塞を発見したときの初期対応

急性心筋梗塞の初期対応では、心室細動（VF）などと同様に一人で対応するのではなく、**人を集めつつ同時進行的に評価と処置**を行います。医師に報告するとともに**看護師間でも役割分担**を行います。**12誘導心電図を必ず記録**し、致死的不整脈へ移行することもあるため、**救急カートの準備や薬剤投与のためのルートを確保**します。**酸素投与も行いつつ、胸痛が強いときにはモルヒネを含む鎮痛薬の投与**を行います。最終的には**心臓カテーテル検査で確定診断**を行い、**血行再建術を行います**。心臓カテーテル治療ができない施設であれば、同時に転院調整も行います。

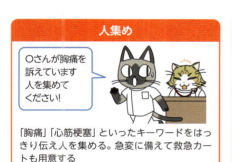

人集め

「胸痛」「心筋梗塞」といったキーワードをはっきり伝え人を集める。急変に備えて救急カートも用意する

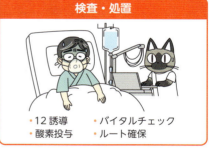

検査・処置

- 12誘導
- 酸素投与
- バイタルチェック
- ルート確保

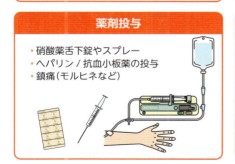

薬剤投与

- 硝酸薬舌下錠やスプレー
- ヘパリン / 抗血小板薬の投与
- 鎮痛（モルヒネなど）

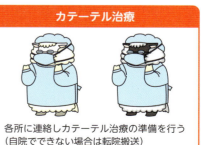

カテーテル治療

各所に連絡しカテーテル治療の準備を行う
（自院でできない場合は転院搬送）

冠攣縮性狭心症の治療

　急性心筋梗塞に関しては、心臓カテーテルによる血行再建術が必要です。これは血栓による冠動脈が閉塞部位を拡張するために行う治療です。しかしながら、冠攣縮性狭心症は血栓による閉塞ではなく、**冠動脈が痙攣するように縮まってしまう**ことで心筋への血流が途絶します。この冠動脈の痙攣を解除するには、心臓カテーテル治療ではなく**ニトログリセリン製剤が有効**です。ニトログリセリン製剤を投与することによって、**速やかに心電図の改善や胸部症状の消失**を認めます。また、**慢性期にはCaブロッカーの投与で冠動脈の痙攣を予防**します。ただし、初めて診断するときにはやはり冠動脈造影カテーテル検査や冠動脈CTなどで、冠動脈に高度狭窄や閉塞病変がないことを否定する必要があります。

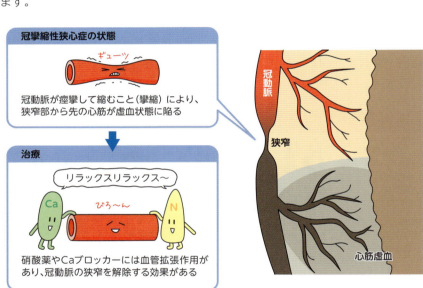

冠動脈の支配領域と12誘導

冠動脈と心電図の関係に苦手意識のある方は多いと思います。鏡像（対側性）変化の理解のためにも知識を深める必要があります。

冠動脈は**心臓のまわりをぐるりと取り囲む**ように、主に大動脈から出る**3本の血管**からなります。**右冠動脈は1本、左冠動脈からは1本が枝分かれして2本**が出ています。主な仕事は**左室心筋への血液を送る**ことですが、右室や心房へも血液を送っています。

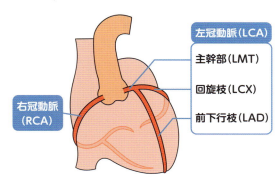

RCA：right coronary artery
LMT：left main trunk
LCX：left circumflex artery
LAD：left anterior descending artery

心臓表面の冠動脈がある場所

冠動脈の主な血管は心筋の中ではなく、心臓の各部屋の間をぬうように走っています。**心房と心室の間（房室間溝）や左室と右室の間（心室間溝）**をメインとしてこまかな枝を出すことで**前面（壁）・側面（壁）・後面（壁）・下面（壁）**と**心筋全体に血流を送ります**。

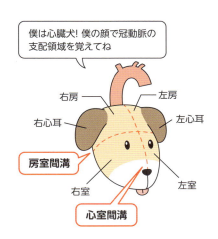

● 冠動脈とその支配領域

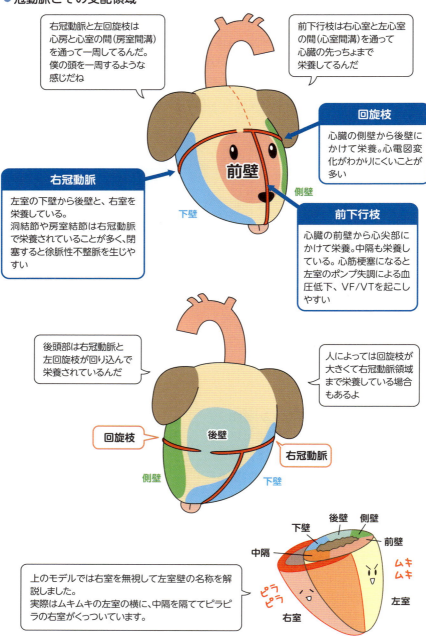

それぞれの壁と12誘導心電図の関係

　ここが循環器は苦手といわれてしまう部分かもしれませんが、左ページで覚えた冠動脈の解剖と支配領域を12誘導心電図に応用してみましょう。

　大体、12誘導心電図を貼るときに手足（四肢）4つと前胸部6つがあります。**心臓が立体的に中にあるようにイメージ**をしながら、貼っていくとそれぞれの電極の位置でグループを作ることができます（下図）。呪文で覚えるのではなくて、何度か**自分でイメージをしながら12誘導心電図を取り**、眺めてみてください！

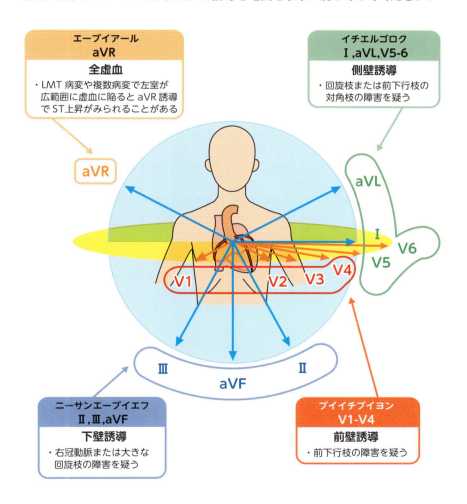

● 足元から眺め上げた前胸部誘導の関係

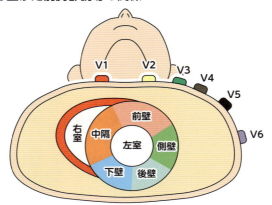

鏡像変化はST上昇の反対のST低下です。まったく反対ではないですが、**前壁誘導（V1-4）と下壁誘導（Ⅱ，Ⅲ，aVF）、側壁誘導（I，aVL，V5-6）のグループ**はそれぞれが近い誘導であり、グループのどこかで**STが上がれば、それ以外は下がってみえる**ことがあります。

後壁を直接反映した誘導はないので、後壁梗塞は診断が難しいです。鏡像変化としてV1-4のST低下で診断することもあります。

6章

知っておくと便利な知識

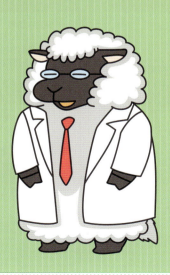

6. 知っておくと便利な知識

1. モニター心電図の電極位置

　モニター心電図は3色の電極を貼り付けることで**心臓の電気的刺激を記録**してくれます。胸の前に適当に貼っても波形は出てくれますが、心臓は前胸部の胸骨の真下からやや左側に位置しているので、この**心臓を意識して挟み込むように付けるとみやすい波形**が出ます。

　緑色の陽極（＋）コードと赤色の陰極（－）コードに加えて、黒色や黄色のアースコードがあります。**赤色のコードから緑色のコードに興奮が流れるイメージで装着**してください。もし、赤色と緑色のコードを反対に付けると、基線から下向きのP波やQRS波が出てしまいます。黒色や黄色のアースコードは不要な電流を逃がしてあげるものです。

II誘導
- 最も一般的な誘導
- P波がよくみえる
- ST変化を観察しやすい

黄色や黒色はアースなのでどこに貼ってもよい

- 右鎖骨下
- 左前腋窩線

CM5誘導
- 一般的な誘導
- P波がよくみえる
- 基線の揺れが少ない（胸骨にのっているため）
- ST変化を観察しやすい

- 胸骨上縁
- 左前腋窩線

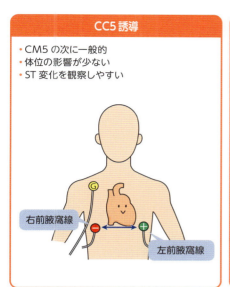
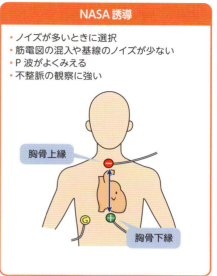

2．安定したモニター心電図波形を記録するために

　モニター心電図は、**24時間記録**できて**患者さんの行動制限も大きくない**というメリットがありますが、その反面で体動や体位によって安定した波形を記録できないときがあります。**ノイズが多いと患者さんの状態を把握できない**だけでなく、**頻回のアラームに悩まされてしまう**こともあります。

　下のような**工夫を行うことで改善**することもあり、患者さんの負担を少なくしつつ、よりよい波形が記録できるように心がけましょう。

● 患者さんと電極間の工夫

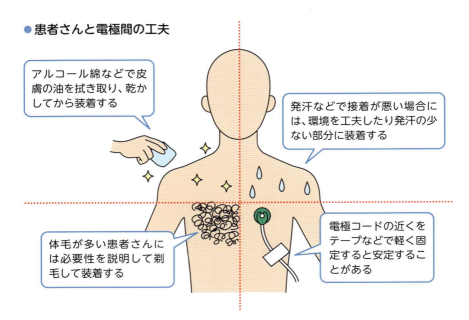

アルコール綿などで皮膚の油を拭き取り、乾かしてから装着する

発汗などで接着が悪い場合には、環境を工夫したり発汗の少ない部分に装着する

体毛が多い患者さんには必要性を説明して剃毛して装着する

電極コードの近くをテープなどで軽く固定すると安定することがある

● ノイズがみられる場合の対策

基線が上下に動揺する場合	基線が細かく揺れる場合	突然、四角い波形などに変化したとき

・呼吸で胸郭が上下する影響で基線が揺れてしまうことがある ・装着部分を工夫して対応する	・電流障害が生じている場合がある ・アース（黄色）の位置を変えたり、周辺で使用している電子機器の電源を切ると改善することがある ・かなり細かく揺れる場合には、筋電図や患者さん自身の震えを反映している可能性がある	・コードと本体の接続不良や電極自体が乾いてしまっている場合がある ・接続の確認、電極の張り替え、電池の確認などを行う

3. 抗不整脈薬

　抗不整脈薬には大きく2つの種類があります。**脈拍"数"を調整するレートコントロール薬**と**脈の"型"（洞調律か心房細動などのそれ以外）を調整するリズムコントロール薬**の2つです。図のように、作用する部分と作用する時間により種類が分かれます。アミオダロンのような両方の作用を持つものもありますが、医師の指示で投与する場合には**どのような効果を期待**しているのか、反対に**注意点もおおまかに理解**しておく必要があります。

Ic群Naチャネルブロッカー
・フレカイニド
・ピルシカイニド
心房内の電動を抑える
ケント束にもNaチャネルがあるので、ケント束もブロックする
心房細動や発作性上室性頻拍に効果を発揮する

βブロッカー
・ランジオロール
・ビソプロロール
交感神経を抑えることで、洞結節・房室結節・心室興奮のすべてを抑える
ほぼすべての不整脈に効果を発揮する

ジギタリス製剤
房室結節の伝導をやんわり抑制する。強心作用もある（陽性変力作用）
心房細動に効果を発揮する

アミオダロン
分類上3群のKチャネルブロッカーだが、実際はNa/K/α/β/Caブロッカー作用がありマルチチャネルブロッカーとよばれる
ほぼすべての不整脈に効果を発揮する

Caチャネルブロッカー
・ベラパミル
房室結節の伝導を強力に抑制する
陰性変力作用が強い
心房細動や発作性上室性頻拍に効果を発揮する

Ib群Naチャネルブロッカー
・リドカイン
心室内の伝導を抑える
心室細動に効果を発揮する

ATP製剤
10秒間だけ房室結節を完全停止させる
発作性上室性頻拍に効果を発揮する

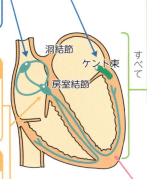

洞結節／ケント束／房室結節／すべて

表 抗不整脈薬

レートコントロール薬	
βブロッカー	・心不全治療には欠かせない薬剤で静注、経口内服と貼付剤がある ・交感神経を抑えることで、心臓のすべての電気的な興奮を抑える ・詳しい種類や特徴は次項「βブロッカーについて」で詳しく解説
ベラパミル （Caチャネルブロッカー）	・房室結節の伝導を抑制することで脈拍数を下げる ・心収縮力を弱める作用が強いので、低心機能患者や血圧が低い患者への投与は注意 ・心不全のない頻脈の患者に適している
ジギタリス製剤	・房室結節の伝導をやんわりと抑制しながら、強心効果もある ・心不全を合併している心房細動に使用されるが、βブロッカーからの第二選択薬の位置づけ ・高齢者や腎機能障害、併用薬で血中濃度の上昇に注意 ・定期投与の患者では血中濃度を測定することも有効
リズムコントロール薬	
アミオダロン （マルチチャネルブロッカー）	・さまざまな経路で電気的な興奮を抑えることができる ・心不全を合併している心房細動のリズム・レートコントロールに用いる ・心室細動や心室頻拍などの致死的不整脈時にも効果がある ・心収縮力には影響が少ないが、長期では甲状腺機能障害や間質性肺炎の副作用に注意
フレカイニド／ピルシカイニド （Ic群Naチャネルブロッカー）	・心房内の伝導を主に抑える作用 ・心収縮力の抑制作用があるので、心不全や虚血性心疾患の患者には注意 ・心不全のない心房細動のリズムコントロールに使用

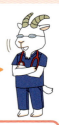

脈を抑える作用を**陰性変時作用**（脈拍時間をマイナスに変化させる）といい、大抵は**心収縮力も抑える陰性変力作用**（心収縮力をマイナスに変化させる）と**同時に有している薬剤が多い**ので、血圧低下などに注意しましょう。

血圧を上げたいときの薬剤は、陽性変力作用（心収縮力をプラスに変化させる）をもつのと**同時に陽性変時作用**（脈拍時間をプラスに変化させる）ことが多いです。心室頻拍（VT）などに注意しましょう。

4. βブロッカーについて

　急性期でも慢性期でもよく使用されるβブロッカーについて取り上げて解説します。βブロッカーは頻脈性不整脈の**脈を抑える（レートコントロール）に使用されることが多い**です。頻脈は心拍出量を低下させることもあり、強心薬とは反対の作用で**拡張期時間を確保**するために使用します。ほかのレートコントロール薬と比べて**血圧低下作用は少ない**ので使用しやすいですが、低心機能（EF低値）の患者さんには慎重投与が必要です。

　また、急性期には効果のある交感神経系ですが、慢性期には**交感神経系の活性を抑えて心保護作用**を期待するために用いられます。交感神経のβ1受容体が関与しており、β遮断薬によって交感神経系の活性化を抑えることで、心筋リモデリング（心筋細胞線維化や肥大化）の予防・軽減をします。

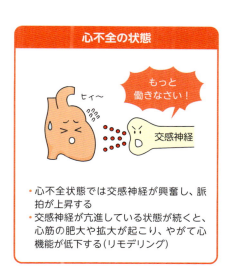

- 心不全状態では交感神経が興奮し、脈拍が上昇する
- 交感神経が亢進している状態が続くと、心筋の肥大や拡大が起こり、やがて心機能が低下する（リモデリング）

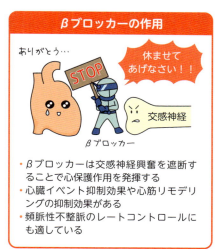

- βブロッカーは交感神経興奮を遮断することで心保護作用を発揮する
- 心臓イベント抑制効果や心筋リモデリングの抑制効果がある
- 頻脈性不整脈のレートコントロールにも適している

表	βブロッカー

注射薬

ランジオロール	・心臓のβ1受容体を選択的に遮断するため、気管支喘息患者にも慎重投与可能 ・短時間作用であり、持続静注で使用 ・比較的高価
プロプラノロール	・心臓のβ1受容体と気管支のβ2受容体を非選択的に遮断するため、気管支喘息患者には禁忌 ・比較的短時間作用であるが、静脈内に単回投与することが多い ・安価

内服薬

ビソプロロール	・心臓のβ1受容体を選択的に遮断するため、気管支喘息患者にも慎重に投与可能 ・貼付薬がある（貼付剤 4mg= 錠剤 2.5mg に相当）
カルベジロール	・心臓のβ1受容体と気管支のβ2受容体を非選択的に遮断するため、気管支喘息患者には禁忌 ・α遮断作用もあるため、心臓以外の臓器保護効果が期待される ・ビソプロロールより血圧低下作用が強い

5．抗凝固薬と抗血栓薬

　よく「血液をサラサラにする薬」と表現される心疾患で使用される薬剤ですが、実際に血液がサラサラになるような魔法の薬剤ではありません。**心房細動などに使用される抗凝固薬**と**冠動脈ステント留置後に使用される抗血小板薬**があります。共通しているのは血の塊を作らせないということですが、**疾患や病態によって使用される場面が違います。**同時に使用されることもありますが、使用する場面を適切に判断しないとメリットがないだけでなく、出血しやすくなるデメリットもあるので理解して服薬してもらいましょう。

抗血小板薬は主に動脈系（速い血流）の血栓を予防します。動脈系なので、**心筋梗塞やステント治療**や**動脈硬化による脳梗塞**を発症した患者さんが適応です。

● 抗血小板薬の適応

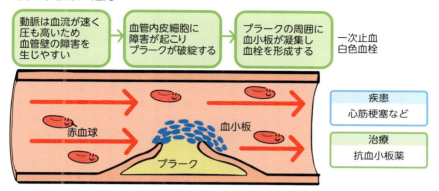

抗凝固薬は主に静脈系（遅い血流）の血栓を予防します。静脈系なので、心房細動の左心耳血栓予防や肺塞栓症・静脈血栓症の患者さんが適応です。

● 抗凝固薬の適応

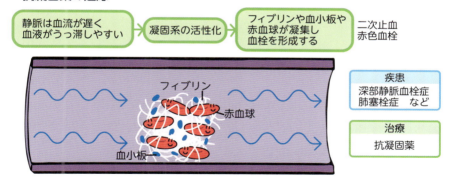

最近は**経口抗凝固薬は幅広い有効性が認識**されています。**心房細動を合併している冠動脈ステント留置後の患者さん**に対して、安定している場合に**抗血小板薬を減量もしくは中止して、経口抗凝固薬だけを使用**するケースも増えてきています。

表5 経口抗凝固薬

注射薬

ヘパリン	・注射薬といえばこれ！
	・抗凝固作用と抗血小板作用の両方がある
	・静注や持続投与も可能で、APTT や ACT といった凝固能の程度を測定しながら用量調整が可能
	・拮抗薬はプロタミンがある
	・代替薬として、アルガトロバンや CHDF 使用時にナファモスタット酸塩といった薬剤もある

経口抗血小板薬

アスピリン	・昔からある抗血小板薬の代表ともいえる薬剤（100mg や 81mg と低用量で使用）
	・アスピリン腸溶錠は胃腸障害が出ないよう腸で溶けるように設計されている
	・急性心筋梗塞時、初回投与にかぎり急速な効果を期待する場合はかみ砕くか破砕して投与
	・消化性潰瘍予防にプロトンポンプ阻害薬（PPI）を投与することが多い
クロピドグレル プラスグレル	・バイアスピリンの次の世代の抗血小板薬でバイアスピリンと併用することが多い
	・プラスグレルのほうが遺伝子の影響が少なく、個体差が生じにくい
	・クロピドグレルは維持量 75mg、プラスグレルは維持量 3.75mg/ 日だが、出血リスクに応じて維持量 50mg/ 日、2.5mg/ 日へ減量を検討する
シロスタゾール	・血管拡張作用があるため、閉塞性動脈硬化症（ASO）の症状改善に使用されるケースあり
	・副作用の脈拍数増加を利用して除脈に使用することもある

経口抗凝固薬

ワルファリン	・昔からある抗凝固薬の代表ともいえる薬剤で安価
	・PT-INR を指標として用量によるコントロールを行う．立ち上がりもゆっくりで、半減期も長い
	・腎機能障害患者にも投与可能
	・拮抗薬はビタミン K 製剤があり、食事制限（納豆や青汁など）の必要性もある
直接経口抗凝固薬 （DOAC： アピキサバン／ リバーロキサバン／ エドキサバン／ ダビガトラン）	・新規の経口抗凝固薬で高価
	・頭蓋内出血リスクが少なく、血栓予防効果がワルファリンと同等以上
	・基本的にはモニタリング指標はない
	・体重や年齢、腎機能により用量が設定されており、腎機能障害患者には用量や投与に注意（適応や個々の薬剤で禁忌の基準が異なる）
	・拮抗薬はあるが、非常に高価で頭蓋内出血など生命の危険があるときに使用

索引

欧文

Atrial Kick 21
CHADS₂ スコア 31
DOAC 31
ECMO 66
ICD 92
ISBARC 4
Mobitz II型 116
SBAR 4
torsade de pointes（TdP） 88
Wenchebach型 115
WPW症候群 53

あ

一時ペースメーカー 103
植込み型除細動器 92
ウェンケバッハ型 115
永続性心房細動 15

か

完全房室ブロック 118, 122
恒久ペースメーカー 103
抗凝固薬 156
抗血栓薬 156
抗不整脈薬 24,153

さ

持続性心室頻拍 73
持続性心房細動 15
徐脈頻脈症候群 104
心室性期外収縮 78
心室頻拍 68
心房細動 10, 18, 26, 58

心房粗動 35
接合部調律 125
センシング 129

た

体外式模型人工肺 66
直接経口抗凝固薬 31
電気的除細動 25
同期モード 66
洞性頻脈 43
洞不全症候群 100
トルサード・ド・ポアント 88

は

非持続性心室頻拍 73
非同期モード 66
ペーシング 129
ペーシングスパイク 129
発作性上室性頻拍 49
発作性心房細動 15

ま

脈あり VT 74
脈なし VT 74
モビッツII型 116

や

薬物的徐細動 25

ら

リズムコントロール 23
レートコントロール 23

髙林健介（たかばやし　けんすけ）

【経歴】
2009 年：滋賀医科大学医学部医学科 卒業
2009 年：武蔵野赤十字病院 初期研修
2011 年：国立病院機構京都医療センター 循環器内科 専修医
2014 年：枚方公済病院 循環器内科 医員
2017 年：同院 循環器内科 医長
2019 年：ドイツ・ウルム大学 スポーツ・リハビリテーション医学教室 臨床研究員
2021 年：枚方公済病院 HCU/CCU部 副部長
2023 年：同院 循環器内科 副部長
2025 年：滋賀医科大学 循環器内科 助教

【資格・専門医・認定医】
・日本循環器学会 循環器専門医 ・日本内科学会 総合内科専門医 ・CVIT認定医
・日本心臓リハビリテーション学会 認定医／上級指導士
・腹部大動脈瘤ステントグラフト実施医
・京都大学 医学博士

大上眞理子（おおがみ　まりこ）

枚方公済病院 循環器内科

病態理解で現場力アップ！
確実に伝わるモニター心電図報告ガイド

発　　行　　2025 年 3 月 30 日　第 1 版第 1 刷 ©

著　　者　　髙林健介／大上眞理子

イラスト原案　大上眞理子

イラスト　　小河原桟乃

発行者　　青山　智

発行所　　株式会社 三輪書店
　　　　　〒113-0033　東京都文京区本郷 6-17-9　本郷網ビル
　　　　　TEL 03-3816-7796　FAX 03-3816-7756
　　　　　https://www.miwapubl.com

ＤＴＰ　　新家崇文（有限会社エム・サンロード）

印刷所　　シナノ印刷株式会社

本書の内容の無断複写・複製・転載は，著作権・出版権の侵害となる
ことがありますのでご注意ください．

ISBN 978-4-89590-847-4　C3047

JCOPY 〈出版者著作権管理機構 委託出版物〉
本書の無断複製は著作権法上での例外を除き禁じられています．
複製される場合は，そのつど事前に，出版者著作権管理機構（電話
03-5244-5088, FAX 03-5244-5089, e-mail：info@jcopy.or.jp）
の許諾を得てください．

■ **チーム医療に必須の専門性と他職種理解のスキルが飛躍的に伸びる!**

苦手からプロフェッショナルへ
集中治療室（HCU/CCU）de チーム医療最前線

好評書

編著　髙林　健介

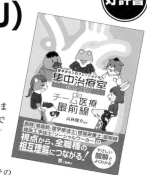

　集中治療室でチーム医療を行う際に、他職種との距離を感じたことはありませんか？様々な職種がそれぞれ受けてきた教育や視点が違うので当たり前でしょう。本書は学会発表で絶賛された枚方公済病院の集中治療室（HCU／CCU）におけるチーム医療を1冊にまとめました。集中治療領域で大切な各専門職の知識に加え、普段聞けない各職種からの本音も踏まえて多職種連携を行ううえで必要な要素が書かれています。この本を読めば、多職種連携での自分の役割も見えてくるはず。わかりやすい図説・イラストも満載、『これから集中治療を頑張りたい！』『多職種間でもっと連携していきたい』と思っている人にピッタリの一冊となっています。

本書の詳細はこちら ▶

■ 主な内容 ■

第1章　医師 — いつもリーダーでなくてもいい
1. 集中治療チームと医師
2. 集中治療領域における医師のテクニック
3. チーム医療のためのアドバイス
4. チーム医療での医師の役割と多職種連携
　コラム　コミュニケーション

第2章　看護師 — 多職種チームと患者・家族の架け橋役
1. 集中治療チームと看護師
2. 集中治療領域における看護師のテクニック
3. 当院での看護師の役割
4. チーム医療のためのアドバイス
5. チーム医療での看護師の役割と多職種連携
6. 診療報酬・加算算定について
　コラム　胃管カテーテル、抜いたらイカン？

第3章　薬剤師 — 循環器集中治療だからこそ気をつけるべきクスリとリスク
1. 集中治療チームと薬剤師
2. 集中治療領域における薬剤師のテクニック
3. 当院での薬剤師の役割
4. チーム医療のためのアドバイス
5. チーム医療での薬剤師の役割と多職種連携
　コラム　ウソやろ!?　やっぱ連携!

第4章　管理栄養士 — 心を込めた理論で行う栄養療法
1. 集中治療チームと管理栄養士
2. 集中治療領域における管理栄養士のテクニック
3. 当院での管理栄養士の役割
4. チーム医療のためのアドバイス
5. チーム医療での管理栄養士の役割と多職種連携
　コラム　人を診る医療者であれ

第5章　理学療法士 — 安全な生活機能回復と集中治療後症候群をチームで予防
1. 集中治療チームと理学療法士
2. 集中治療領域における理学療法士のテクニック
3. 当院での理学療法士の役割
4. チーム医療のためのアドバイス
5. チーム医療での理学療法士の役割と多職種連携
　コラム　現場での幸せ

第6章　臨床工学技士 — 臨床工学技士の Vision と Value
1. 集中治療チームと臨床工学技士
2. 集中治療領域における臨床工学技士のテクニック
3. 当院での臨床工学技士の役割
4. チーム医療のためのアドバイス
5. チーム医療での臨床工学技士の役割と多職種連携
　コラム　人見知り

第7章　ソーシャルワーカー — 病院と患者・家族・社会を結ぶコネクター
1. 集中治療チームとソーシャルワーカー
2. 集中治療領域におけるソーシャルワーカーのテクニック
3. 当院でのソーシャルワーカーの役割
4. チーム医療のためのアドバイス
5. チーム医療でのソーシャルワーカーの役割と多職種連携
　コラム　こんな役割も!?

第8章　緩和ケア医 — 意思決定と緩和医療のコーディネーター
1. 集中治療チームと緩和ケア
2. 集中治療領域における緩和ケア医のテクニック
3. チーム医療での緩和ケア医の役割と多職種連携
4. 加算とコスト
　コラム　緩和ケアは諦めの敗戦!?

第9章　症例検討
1. 朝カンファレンス
2. 入院経過
3. まとめ

第10章　わかる！　心不全の病態と集中治療での循環管理
1. 循環の基本
2. 心不全の概念
3. 心不全の治療の考え方
4. 心不全治療の実際
5. おわりに

第11章　わかる！　集中治療での薬剤の使い方
1. 循環作動薬・強心薬
2. 利尿薬
3. 抗不整脈薬
4. 鎮痛・鎮静薬
5. βブロッカー（β遮断薬）
6. RAAS 阻害薬
7. 抗血小板薬と抗凝固薬

第12章　集中治療領域での加算コスト管理
1. 集中治療領域での診療報酬加算

● **定価 4,950 円（本体 4,500 円＋税）　B5　186頁　2024年　ISBN 978-4-89590-807-8**

お求めの三輪書店の出版物が小売書店にない場合は、その書店にご注文ください。お急ぎの場合は直接小社に。

 三輪書店　〒113-0033　東京都文京区本郷6-17-9　本郷綱ビル
編集 ☎03-3816-7796 📠03-3816-7756　販売 ☎03-6801-8357 📠03-6801-8352
ホームページ：https://www.miwapubl.com

■ 患者の「いま」がわかり、次の看護ケアがわかる！
病棟看護にも活かせる臨床Tipsが満載！

わかる・できる 脳神経疾患の看護トータルガイド

脳画像によるアセスメントから
疾患の理解、全身管理、リハビリテーションまで

好評書

監修 **卯野木 健**（札幌市立大学 看護学部看護学科 成人看護学領域 教授）
編著 **鎌田 佳伸**（医療法人鴻仁会深瀬医院 集中ケア認定看護師）

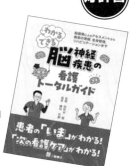

「脳神経疾患って難しい、こわい」「脳画像がよくわからない」「脳画像は、看護に必要？」と食わず嫌いになっていませんか？ 脳画像や脳神経を評価することで、患者さんの「いま」の状態がわかり、次に行うべき看護ケアを予測することができます。そして、患者の状態に応じた個別的看護を提供することができるようになります。

本書では脳神経疾患の集中治療や脳神経外科病棟における看護実践で役立つ脳画像のみかた、脳神経アセスメントから、疾患の病態と治療、せん妄、高次脳機能障害、失語症、栄養管理、嚥下障害、循環と呼吸管理、凝固・線溶、リハビリテーションの理解と対応まで、トータルにわかりやすくまとめています。

わかれば、こわくない！ 脳神経外科看護に自信をつけたい人にぜひ読んでほしい１冊。

本書の詳細はこちら ▶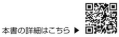

■ 主な内容 ■

監修の言葉
序文 脳神経アセスメントの世界へようこそ

第1章 脳神経アセスメントに役立つ脳画像
1.1. なぜ脳神経アセスメントに脳画像が必要か
1.2. 意識障害の評価を確実にできるようになる
　1. 意識障害を評価するツール
1.3 押さえておきたい脳画像の基礎知識
　1. 脳画像を見る流れ
　　ーどの脳画像を見たらよいか
　2. この画像を見れば病態と病気がわかる
　　ーMRIとCT,MRA
　3. 大脳の脳血管支配領域と脳画像
　4. 脳疾患の症状と脳スライスレベルの見かた

第2章 身につける脳神経アセスメントのポイントと実践～脳神経系～
2.1. 脳の12神経とNIHSSの関係
　　ー神経学的所見をマスターしよう
　1. 意識障害と脳の12神経による神経学的評価
　2. NIHSSと脳の12神経による機能評価
　3. 脳の12神経の評価を用いた看護の実際
　コラム 脳の12神経に対する私の苦手意識
2.2. 運動機能障害ー運動機能を正しく評価しよう
　1. 正しいMMT評価
　コラム 看護的MMT？
　2. バレー徴候試験
　コラム MMTを学びアセスメントが変わる
　3. ミンガッチーニ徴候試験
　4. フーバー徴候試験
2.3. 言語機能と脳画像の評価
　　ー言語障害といっても病態はさまざま
　1. コミュニケーションとしての言語機能
　2. さまざまな言語障害
　3. 言語障害と脳画像
　4. 失語症への看護ケア
　コラム 言語はコミュニケーション

2.4. 脳幹と瞳孔所見
　ー異常の早期発見が生命の維持に結びつく
　1. 対光反射と脳神経
　2. 瞳孔対光反射の経路の障害
　3. 看護における対応
　コラム 「眼は心の窓」
2.5. 高次脳機能障害ー目に見えない障害を理解しよう
　1. 記憶障害
　2. 遂行機能障害
　3. 注意障害
　4. 半側空間無視
　5. 社会的行動障害
　6. 看護でのポイント
　コラム コミュニケーションの講演会で
2.6. 脳疾患と摂食嚥下の関係
　ー摂食嚥下障害患者の理解とケアのポイント
　1. 摂食嚥下のモデルと評価
　2. 摂食嚥下障害の脳画像
　3. 摂食嚥下障害患者のケアと看護師の役割

第3章 身につける脳神経アセスメントのポイントと実践～全身管理
3.1 脳神経と循環の関係ー急性期の循環管理
　1. 頭蓋内圧(ICP)の管理
　2. 脳灌流圧(CPP)の管理
　3. 急性期の血圧管理
3.2 脳神経と呼吸の関係ー急性期の呼吸管理
　1. 呼吸のメカニズム
　2. 急性期の呼吸管理
3.3 脳神経と痛み・せん妄・不穏
　1. せん妄とは何か
　2. ステップで学ぶ！不穏・痛み・せん妄の対応
3.4. 栄養管理ー栄養なくして患者ケアはできない
　1. 重症患者の栄養アセスメントのポイント
　2. 栄養管理の実践
　3. 栄養管理における看護師の役割
3.5. 血液凝固・線溶の理解
　ー出血？梗塞？凝固・線溶のポイントを学ぶ
　1. 血液の止血機能と線溶
　2. 血液凝固・線溶の評価と看護ポイント

第4章 身につける脳神経疾患の知識と看護のポイント
4.1. 脳梗塞ー急性期治療の現状と看護のポイント
　1. 脳梗塞のさまざまな病態
　2. 脳梗塞の治療
4.2. 脳出血
　1. 脳出血の好発部位
　2. 脳出血の治療
　3. 脳出血のさまざまな症状
　4. 看護のポイント
　コラム わかったつもりの脳出血
4.3. クモ膜下出血ー急性期治療の現状と看護のポイント
　1. 病態
　2. クモ膜下出血の治療
　3. 看護のポイント
　コラム ラスボス的な存在ークモ膜下出血
4.4. 頭部外傷
（急性硬膜外血腫・急性硬膜下血腫・慢性硬膜下血腫）
　1. 頭部外傷の特徴
　2. 局在性脳損傷の特徴
　3. 局所性脳損傷の治療
　4. 看護のポイント

第5章 急性期から回復期までのリハビリテーションの実際
5.1. リハビリテーションが患者の予後を左右する
　1. 脳卒中におけるリハビリテーションの目的
　2. 臥床がもたらす弊害
　3. リハビリテーションを開始する時期
　4. 入院から退院後までーリハビリテーションの継続
5.2. 脳神経疾患患者の看護ケアとリハビリテーションのポイント
　1. リハビリテーション治療の流れ
　2. 看護ケアとリハビリテーションのポイント
5.3. リハビリテーションの実際
　1. 急性期リハビリテーションの実際
　2. 回復期リハビリテーションの実際

● 定価3,080円（本体2,800円+税） A5 246頁 2023年 ISBN 978-4-89590-773-6

お求めの三輪書店の出版物が小売書店にない場合は、その書店にご注文ください。お急ぎの場合は直接小社まで。

三輪書店 〒113-0033 東京都文京区本郷6-17-9 本郷綱ビル
編集☎03-3816-7796 ℻03-3816-7756 販売☎03-6801-8357 ℻03-6801-8352
ホームページ：https://www.miwapubl.com